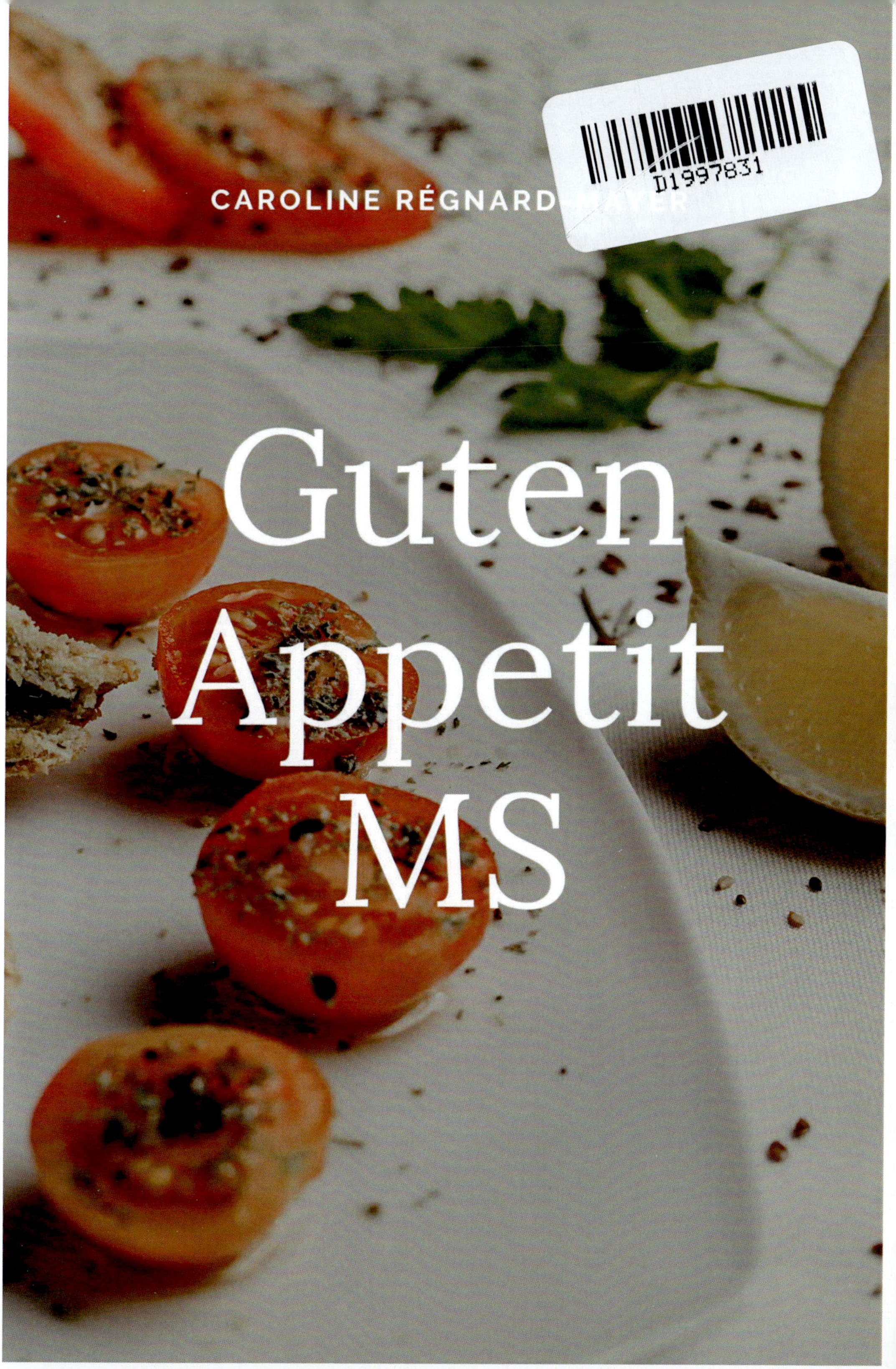
CAROLINE RÉGNARD-MAYER
Guten
Appetit
MS

Bibliografische Information der Deutschen Nationalbibliothek: Die Deutsche Nationalbibliothek verzeichnet diese Publikation in der Deutschen Nationalbibliografie; detaillierte bibliografishe Daten sind im Internet über http://dnb.d-nb.de abrufbar.

Herstellung und Verlag: BoD - Books on
Demand, Norderstedt
Satz: Caroline Régnard-Mayer
Covergestaltung: Juna Lee Bendt
Lektorat: Margit Bentin, Martha Schröder
ISBN: 9783743143562

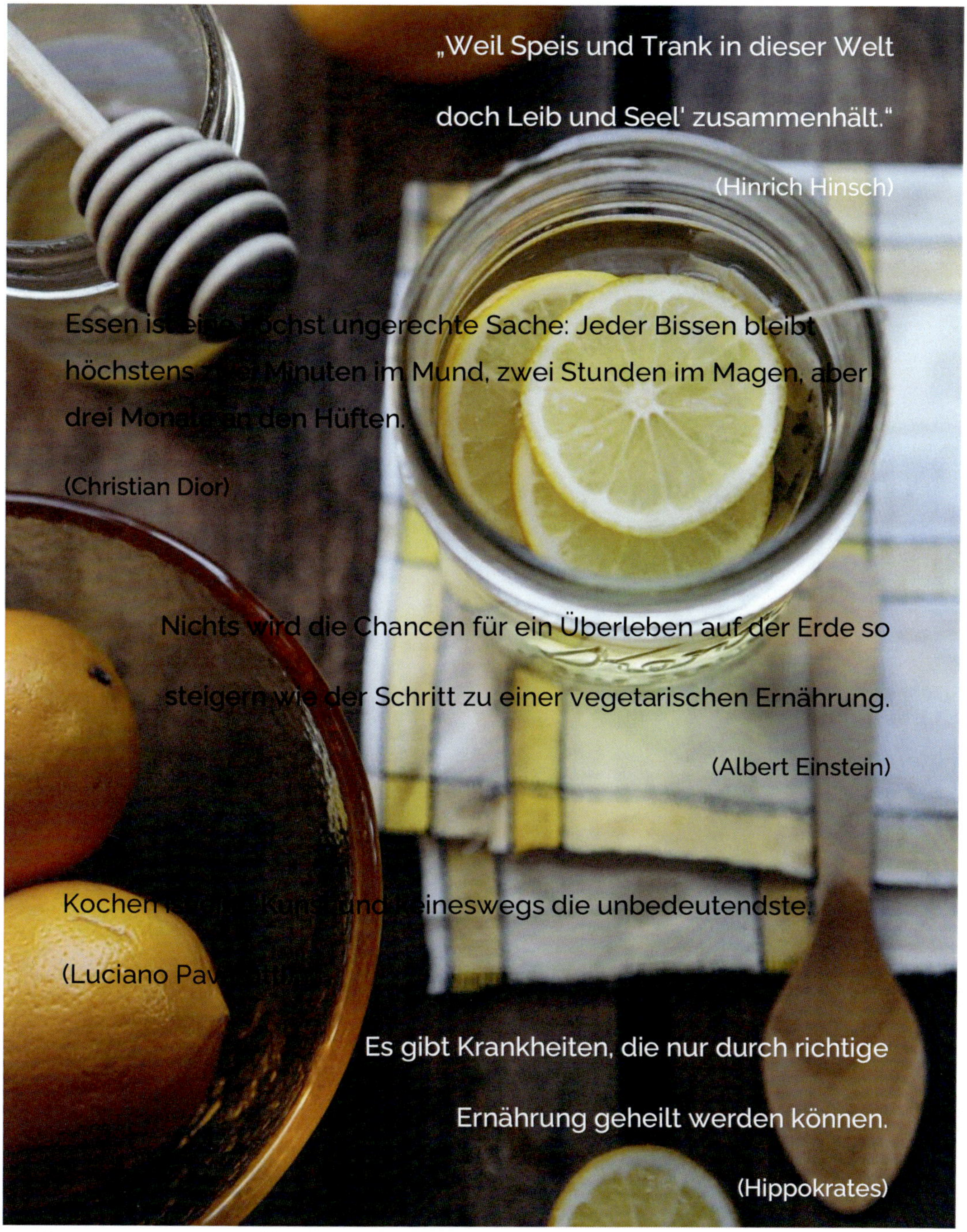

„Weil Speis und Trank in dieser Welt

doch Leib und Seel' zusammenhält.“

(Hinrich Hinsch)

Essen ist eine höchst ungerechte Sache: Jeder Bissen bleibt höchstens zwei Minuten im Mund, zwei Stunden im Magen, aber drei Monate an den Hüften.

(Christian Dior)

Nichts wird die Chancen für ein Überleben auf der Erde so

steigern wie der Schritt zu einer vegetarischen Ernährung.

(Albert Einstein)

Kochen ist eine Kunst und keineswegs die unbedeutendste.

(Luciano Pavarotti)

Es gibt Krankheiten, die nur durch richtige

Ernährung geheilt werden können.

(Hippokrates)

FSC
www.fsc.org
MIX
Papier aus verantwortungsvollen Quellen
Paper from responsible sources
FSC® C105338

Einleitung, Hinweise und Tipps aus meiner Küche

Darf ich mich kurz vorstellen? – denn nicht jeder kennt mich und meine Bücher. Ich bin eine alleinerziehende Mutter von zwei erwachsenen Kindern. Vor Jahren arbeitete ich überwiegend von Zuhause aus, was auch mich manchmal in eine Notsituation brachte. Schnell und einfach musste das Mittagessen gezaubert werden. Da viele denken, ich sei von Natur aus ein Multitasker, weil ich als Frau geboren wurde, die irren sich an dieser Stelle. Durch meine Erkrankung Multiple Sklerose bin ich zum „Onetasker" mutiert, was mich aber nicht hindert, immer wieder neue Rezepte und neue Kreationen auszuprobieren. Mein Kochbuch heißt deswegen „Guten Appetit MS", da ich selbst an der neurologischen Erkrankung Multiple Sklerose (MS) erkrankt bin.

Was bedeutet MS?

Multiple Sklerose MS) ist eine neurologische Erkrankung, die das Zentralnervensystem (ZNS) betrifft. Dabei sind Gehirn und Rückenmark betroffen, die als Kommandozentralen für unseren Körper dient. MS ist eine chronisch entzündliche Erkrankung und leider bis heute unheilbar. Sie ist weder ansteckend, noch vererbbar. Krankheitsherde können im Gehirn, Rückenmark und in den Sehnerven vorkommen. Da sich die MS bei jedem Patienten mit anderen Symptomen äußert, wird sie auch als Krankheit mit den 1000 Gesichtern bezeichnet.

Sie finden in meinem Kochbuch abgewandelte Rezepte meiner Großmutter und Mutter, eigene Kreationen, vegetarische und vegane Rezepte, leckere Kuchen und Torten und Fischrezepte. Jedoch kann man all meine Rezepte mit Fleisch kombinieren. Ich selbst bevorzuge die vegetarische und vegane Küche. Ich bin überzeugt, dass meine Nahrungsumstellung vor vielen Jahren eine gewisse Stabilität in meinen Krankheitsverlauf gebracht hat.

Da ich Kinder habe, schrieb ich auch unsere Rezepte auf, die wir Drei schon zusammen gekocht haben, als die Kinder noch klein waren. Meine Tochter und mein Sohn kochen und backen heute mit viel Freude. Dabei probieren sie viele neue Rezepte aus, kaufen in ihren Urlauben Gewürze und Spezialitäten und ich genieße es sehr, von ihnen bekocht zu werden. Früher waren unsere gemeinsamen Mahlzeiten als Treffpunkt zum Austausch von Alltäglichem. Das ist heute noch so wenn wir uns treffen.

Das bin ich!

Gesund kochen bedeutet nicht automatisch Verzicht! Kochen und backen macht mir Freude und entspannt mich. *Mein Motto:* bewusst ernähren und doch in Genussmomenten auch mal sündigen. In meinem Kochbuch finden Sie große kulinarische Varianten an Rezepten, die je nach Ernährungsform ebenso angepasst werden können. Ihrer Fantasie sind keine Grenzen gesetzt.

Ich bin eine alleinerziehende Mutter von zwei erwachsenen Kindern und lebe in der schönen Südpfalz. Hier wird deftig gegessen, doch durch meine Erkrankung Multiple Sklerose (MS) stellte ich vor über 14 Jahren sukzessive meine Ernährung um. Angekommen bin ich sicher noch nicht, jedoch ernähre ich mich mittlerweile ohne Fleisch und Wurst. Meistens vegetarisch oder vegan, allerdings esse ich Fisch und wenige Milchprodukte, wie Quark und Käse – meistens aus Ziegen- und Schafsmilch. Meinen Kaffee trinke ich mit Mandel- und Hafermilch.

►Die Fischrezepte in meinem Buch sind für diejenigen, die darauf nicht verzichten möchten, so wie ich. Meeresfrüchte bieten eine Vielzahl an wertvollen Nährstoffen und Fettsäuren. Oft gibt es ein, zwei Varianten. In meinem Kochbuch finden Sie nicht nur Rezepte, die bei einer Autoimmunerkrankung geeignet sind.

►Meine Rezeptanleitungen sind leicht nachzukochen und mit Tipps versehen, denn manche Zutaten lassen sich nach Geschmack und Ernährungsform austauschen. Sie werden ernährungswissenschaftliche Details nachlesen können und die Hinweise in den Texten helfen Ungeübten, sich in meiner Kochwelt zurecht zu finden. *Im Glossar finden Sie am Ende noch viele Tipps und einige Ernährungsratschläge speziell für MS-Betroffene.*

►Meine Rezepte gelten für 4 Personen, ansonsten habe ich dies extra vermerkt.

►TL bedeutet Teelöffel; EL Esslöffel. Bei der Zuckerangabe in den Rezepten backe ich nur mit der Hälfte. Als Ersatz gelten Süßstoff, Birkenzucker und Erythrit. Damit backe ich selbst nicht.

►Im Glossar finden Sie einen Artikel über die gängigsten empfohlenen Ernährungsformen bei Multipler Sklerose.

►Meine Rezeptvorschläge dienen zur Anregung, den Kochlöffel mit Spaß und Genuss zu schwingen, zu experimentieren und neue Kochideen zu entwickeln. *Vielleicht kann ich Sie auch etwas begleiten bei ihrer Ernährungsumstellung. Und was ganz wichtig ist – stellen Sie langsam um und lassen Sie sich Zeit!* Sonst verlieren Sie schnell die Freude und gesund kochen gehört der Vergangenheit an. Denn bedenken Sie immer, die Familie oder Kinder sollen ebenso gut gelaunt mitessen. Probieren Sie aus, was Ihnen schmeckt und denken Sie daran, nicht jede Ernährungsform ist für Sie geeignet.

Guten Appetit und viele schöne Schlemmermomente!

Ihre Caroline Régnard-Mayer

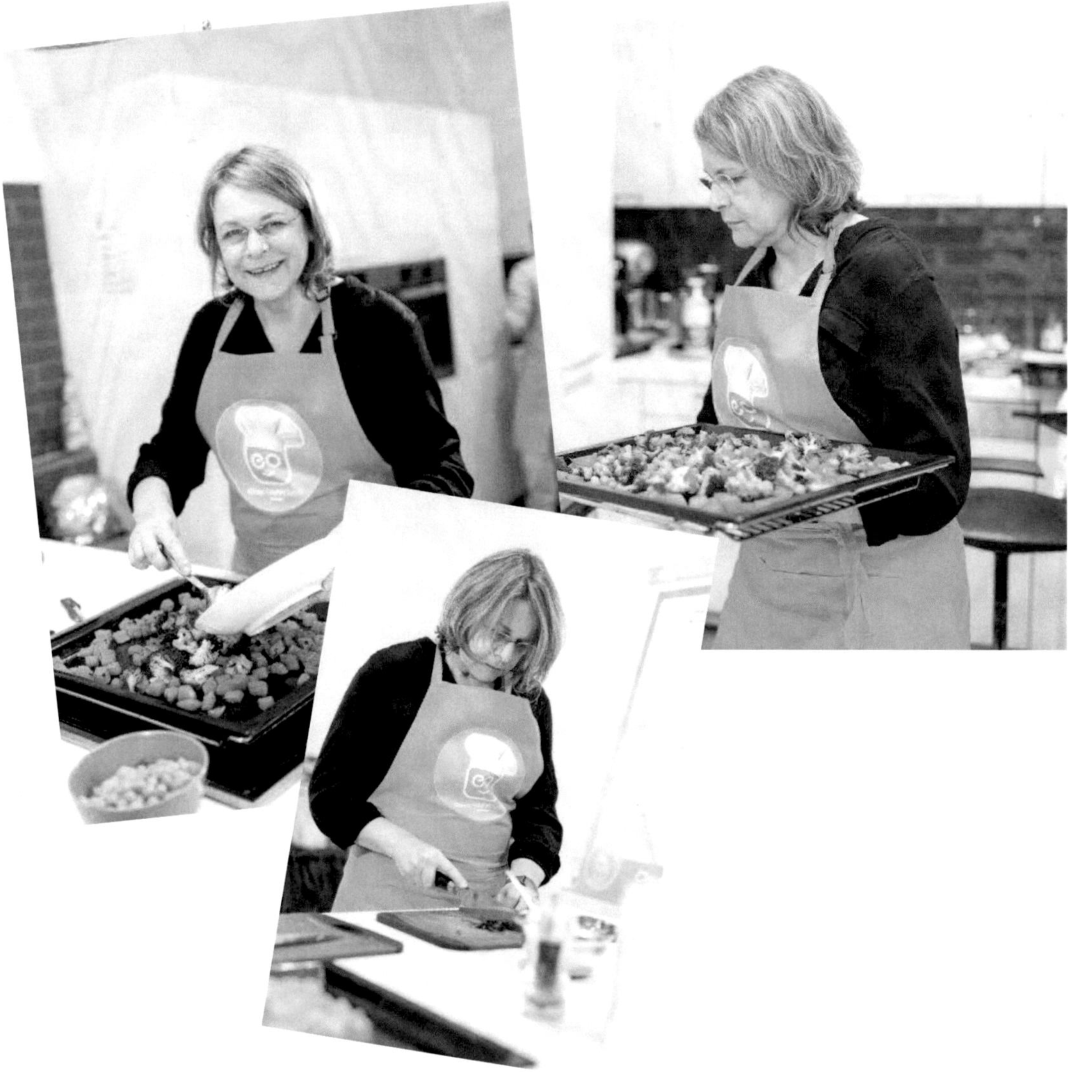

Ernährung bei Multiple Sklerose

Ernährung bei Multiple Sklerose (MS) ist ein wichtiges Thema für mich, denn nach der Diagnose 2004 und die darauffolgenden Jahre hatte ich einen Schub nach dem anderen. Ich bin fest davon überzeugt, dass ich vor vielen Jahren meine hochaktive schubförmige MS ausbremsen konnte, weil ich meine Ernährung umgestellt habe und ebenso mit begleitenden regelmäßigen Blutabnahmen supplementiere. Einige Ernährungsformen probierte ich aus und werde sicher noch nicht am Ende sein. Doch grundsätzlich ernähre ich mich vegetarisch und oft linolsäurearm. Sündigen darf auch mal sein. Die Verlockungen sind manchmal einfach zu groß.

Gerne möchte ich Sie auf Ihrem Weg der Nahrungsumstellung begleiten. Meine Ernährungsreise ist ebenfalls noch nicht zu Ende.

Einige Rezepte aus meinen Kochbüchern finden Sie in den Blogbeiträgen unter der Kategorie Rezepte. Viele neue sind hinzugekommen, wie ketogene und linolsäurearme Speisen.

Einblicke in meine Küche

Kündigen sich Gäste an oder ich habe mir Gäste eingeladen, dann wird es bei mir hektisch. Tage vorher plane ich und meine Nerven liegen ein paar Stunden vor dem Eintreffen der Gäste mehr oder weniger blank. Was früher ein Genuss war, wird heute zum Parkourlauf.

Meine Rezeptanleitungen sind mit Tipps versehen, denn manche Zutaten habe ich ein anderes Mal ausgetauscht oder ergänzt. Sie werden keine schlauen Anmerkungen finden, der folgende Text hilft Ungeübten, sich in meiner Kochwelt zu Recht zu finden. Manch geübter Koch findet für sich Anregungen, um mal etwas anderes auf den Tisch zu zaubern.

Hier möchte ich zum Verständnis darauf hinweisen, dass das Kochbuch für mich gesunde und schmackhafte Rezepte enthält, die ich durch die Umstellung meiner Erkrankung koche und backe. Da ich sehr gerne experimentiere und koche, auch für mich alleine, befolge ich gewisse gesunde Regeln, die mir guttun. Aber eben nicht jeden Trend mache ich mich. Dafür esse ich zu gerne und im Leben sollte auch mal Konfetti gepustet werden!

Ich bin überzeugt, dass Madame MS sich aus diesem Grund etwas im Zaum hält. Ich esse fleisch- und wurstlos, manchmal vegan, viel Obst, Gemüse und Salate, wertvolle Öle und deswegen tausche ich selbst bei meinen Rezepten manchmal die Zutaten.

Meine Rezepte gelten für 4 Personen, ansonsten habe ich dies extra vermerkt. Bei entsprechend kleinerer oder größerer Anzahl der Personen sollte man sie selbstverständlich entsprechend abändern.

Die Umweltproblematik und steigenden Energiekosten sind in einer Küche ständig präsent. Deswegen heize ich den Backofen sehr selten vor (Ausnahme: Pizza wegen dem Hefeteig) und verwende seit vielen Jahren nur Umluft. Erstens ist erwiesen, dass das Vorheizen nur mehr Energie verbraucht und zweitens benötigt man bei Umluft eine niedrigere Temperatur als bei Ober-/Unterhitze.

Ich liebe Knoblauch, deswegen werden Sie ihn oft in meinen Rezepten finden. Die Abwehr gegen Vampire ist schon lange ein Ammenmärchen, nichtsdestotrotz hat er eine positive Wirkung auf unsere Blutgefäße, entspannt diese und verbessert dadurch die Blutzirkulation in unserem Körper. Knoblauch kann dem Entstehen von Paradentose und anderen Mundschleimhauterkrankungen entgegenwirken. Auch auf das Herz-Kreislauf-System hat diese Knolle einen positiven Effekt. Der Cholesterin- und Triglyceridspiegel im Blut wird gesenkt, was erwiesen ist und Sie im Internet auf vielen serösen Seien nachlesen können.

Frische Kräuter sind ein Genuss für mich in Salaten und Gemüse. Auf meinem Balkon pflanze ich jedes Jahr Petersilie, Schnittlauch, Basilikum, Pfefferminze, Dill und Zitronenmelisse. Auf der Arbeitsplatte in meiner Küche steht auch im Winter immer frisch und griffbereit ein Basilikumtöpfchen.

Ich verwende folgende Produkte aus dem Naturkostladen, Reformhaus oder vom Drogeriegeschäft:

- Backpulver
- Vanilleschote oder gemahlene Vanille vom Bauernmarkt
- Olivenöl aus Griechenland oder Italien
- Leinöl, Rapsöl
- Zimt
- Gewürze (groß in der Wirkung und vielseitig im Geschmack)
- Meersalz ohne Rieselhilfe
- Mandel-/Hafermilch, Kokosmilch/Hafersahne zum Kochen
- Agar-Agar oder pflanzliche Gelatine
- Statt Eier Apfelmus zum Backen

Auf Angebote achten! Ausführlich über verschiedene Produkte schrieb ich im Kochbuch „Koche dich glücklich mit Caro".

Bei sehr vielen meiner Rezepte können Sie einfach die Sahne oder Crème fraiche weglassen und durch vegane Produkte ersetzen, somit haben Sie dann eine vegane Mahlzeit.

Gemüse und Obst kaufe ich oft der Jahreszeit entsprechend frisch auf dem Wochenmarkt und achte auf Anbieter aus unserer Region. Somit haben die Lebensmittel keine langen Anfahrtszeiten und die Vitamine werden erhalten. Aber nicht nur Vitamine und Spurenelemente sind sehr wichtig, auch Vollkornprodukte spielen in meiner Küche und Ernährung eine große Rolle.

Mehl und Brot

Für kleinere Mengen an Mehl nehme ich meine Getreidemühle und für vollwertiges Brot kaufe ich meine Mehlsorten wie Dinkel-, Roggen- und Buchweizenmehl in einer Mühle mit Hofladen direkt um die Ecke. Reismehl und andere Sorten im Bioladen. Seit Sommer 2022 backe ich mein Brot selbst. Der Duft von frisch gebackenem Brot und die Herstellung sind pure Meditation für mich. Damit der heiße Backofen ausgenutzt wird backe ich mindestens zwei große Brote und größere Mengen gefriere ich mir dann ein.

Da die Tierhaltung und Schlachtung in den letzten Jahren in unserer Gesellschaft eine in meinen Augen katastrophale Auswirkung auf uns Menschen und Tiere haben, lehne ich Fleisch und Wurst für mich ab. Meine Tochter ist seit ihrem 8. Lebensjahr Vegetarierin. Hier achte ich bis heute ich auf entsprechende Lebensmittel wie beispielsweise Hirse, Buchweizen, Amaranth, mehrfach ungesättigte Fettsäuren (Kokosöl, Rapsöl, Olivenöl) und andere, damit wir entsprechend mit Vitaminen, Mineralstoffen und altersentsprechend notwendigen Nahrungsmitteln versorgt werden. Auf Lebensmittelzusatzstoffe (Farbstoffe, Emulgatoren, Konservierungsstoffe, Geschmacksverstärker) achte ich seit über 25 Jahren, da meine Tochter seit Geburt eine Asthmaerkrankung hat.

Ich bin kein Gesundheitsapostel, dafür liebe ich das Essen und die gemeinsamen Mahlzeiten oder das Miteinander-Kochen zu sehr. Ich fühle mich bei meiner Ernährungsweise sehr wohl.

Am Ende jeden Rezeptes finden Sie Tipps von mir, die vegetarische und vegane Vorschläge und persönliche Anmerkungen beinhalten.

Ein Frühstück mit einem selbstgemachten Porridge und frischem Obst kann so köstlich sein, wenn man es mit den richtigen frischen Zutaten anrichtet. Der Esslöffel Leinöl darf hier nicht fehlen! Doch dieses Öl streitet die Geister. Entscheiden Sie selbst. Eine kurze Information schulde ich Ihnen trotzdem

Leinöl enthält viele ungesättigte Fettsäuren sogenannte Omega-3-Fettsäuren. Sie haben einen entzündungshemmenden Effekt. Auch die viel diskutierte Arachidonsäure, die eine mehrfach ungesättigte Fettsäure ist, wird durch die Nahrung aufgenommen. Sie kommt in tierischen Lebensmitteln vor und wird aus der Omega-6-Fettsäure Linolsäure gebildet. Somit entfällt das Frühstücksei am Sonntag für mich, was meinen Sohn nicht davon abhält, bei seinem Besuch am Wochenende mir die Nase lang zu machen. *Denn in den Lebensmitteln kommen oft genügend viele Eier vor, oft versteckt. In meinen Kuchenrezepten ebenfalls, wobei ich hier Apfelmus statt Eier verwende!*

Da die Arachidonsäure nur im Eigelb vorkommt, verwende ich *oft nur* das Eiweiß. Eierersatz gibt es mittlerweile in allen Bioläden und Reformhäusern, aber da verzichte lieber ganz.

Was für mich gilt, gilt nicht unbedingt für Sie!

Als erstes sollte man sich über die „Ernährungsformen bei Multiple Sklerose ausführlich informieren und dann entscheiden, was in den Alltag und in Ihre Familie gut zu integrieren ist. Außerdem muss es finanziell erschwinglich sein und schmecken! Nichts ist so zum Scheitern verurteilt, wie wenn man sich, so wie ich bei der ketogenen Ernährung, überwinden muss. *Bleiben Sie sich treu und haben Sie Geduld.*

Ihre Gesundheit wird es Ihnen danken, wenn Sie *stressfrei* an die Sache heran gehen. Ärzte, Ernährungsberater und Heilpraktiker können Sie unterstützen. *Belesen Sie sich. Lassen Sie sich Zeit mit der Ernährungsumstellung, wenn Sie sich entschieden haben.* Es soll sich für Sie richtig-anfühlen und sich mit Ihrem *Alltag vereinen* lassen. Probieren Sie aus und geben Sie nicht zu schnell auf. Das betone ich extra, weil sich viele verunsichern lassen. Bitte nicht!

Ich habe meinen Weg gefunden. Hier und da verändere ich etwas. Die Antientzündliche Ernährung ist das Richtige für mich, wobei ich mich nicht streng nach Dr. Hebener ernähre.

Keine Citrusfrüchte und viel Fleisch und Eier, wie bei der ketogenen Ernährung, ist definitiv nichts für mich. Ebenso die Paleo-Diät, bei der keine Kartoffeln und Reis erlaubt sind, und vieles mehr. Ich mag Schafmilchjoghurt und Quark, was wiederum bei der Paleo auch nicht gegessen werden darf, aber bei der ketogenen. *Ein wahrer Ernährungsalptraum!*

Wenn Sie mich fragen!? *Informieren Sie sich und entscheiden dann - aber vergessen Sie das Leben dabei nicht.* Lebensqualität kann nicht nur durch die richtige Ernährung erreicht werden, zwar spielt sie eine große Rolle, aber Sie muss zu Ihnen und in Ihren Alltag passen.

Guten Appetit MS!

Ihre Caroline Régnard-Mayer

Januar 2023

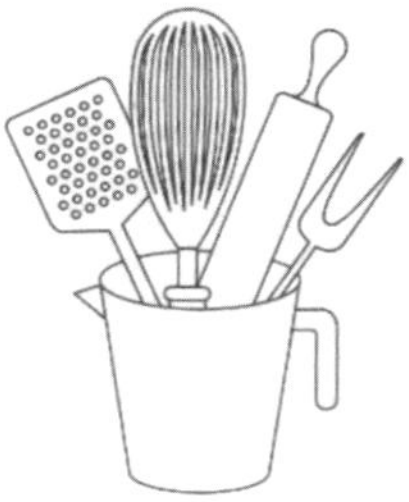

Brot & Co zum Frühstück

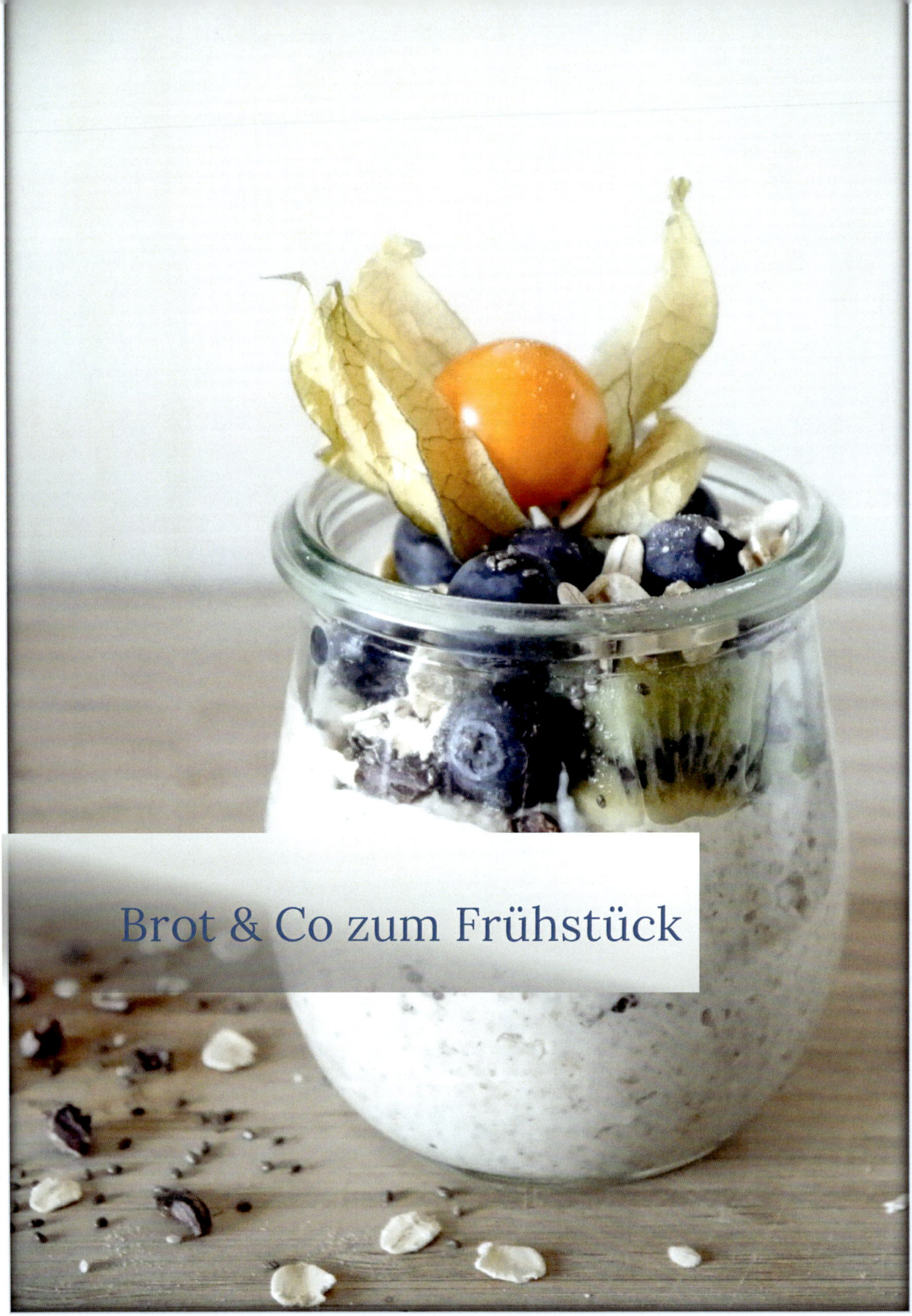

BAGUETTE (linolsäurearm)

<u>Zutaten</u>
200 g Dinkelmehl
200 g Reismehl
1 Päckchen Trockenhefe oder frische Hefe
250- 300 ml lauwarmes Wasser (es muss ein gut knetbarer Teig werden)
1-2 TL Salz

1. Trockene Zutaten mischen. Dann Wasser nach und nach zugeben; dabei mit den Knethaken des Handrührgeräts vermengen.
2. Den Teig an einem warmen Ort circa 30 Minuten gehen lassen.
3. Der Teig sollte nach dem Gehen die doppelte Menge erreicht haben. Zu einem Baguette formen und weitere 10 Minuten auf dem Backblech gehen lassen.
4. Bei 180°C Umluft ca. 40-45 Minuten backen. Ein kleines Schälchen Wasser dazu stellen, damit das Brot eine schöne Kruste bekommt.
5. Mit einem Holzstäbchen nach 40 Minuten testen, ob das Brot durchgebacken ist. Ansonsten Backzeit verlängern.
6. Baguette gut auskühlen lassen, bevor Sie es anschneiden.
7. Schmeckt auch am nächsten Tag noch frisch und lecker.

Tipp

Insgesamt sind es 1650 mg Linolsäure, bei 16 Scheiben je 103 mg Linolsäure. Berechnung mit Hilfe meiner Bloggerkollogin annettekocht.

Ideal zum Gehenlassen des Teigs sind *Garkörbchen und Backformen. Die Mehlsorten sind beliebig austauschbar.* Dem Teig können auch Oliven, Saaten oder getrocknete Tomaten beigemengt werden. Achtung, dadurch kann sich der Linolgehalt ändern!

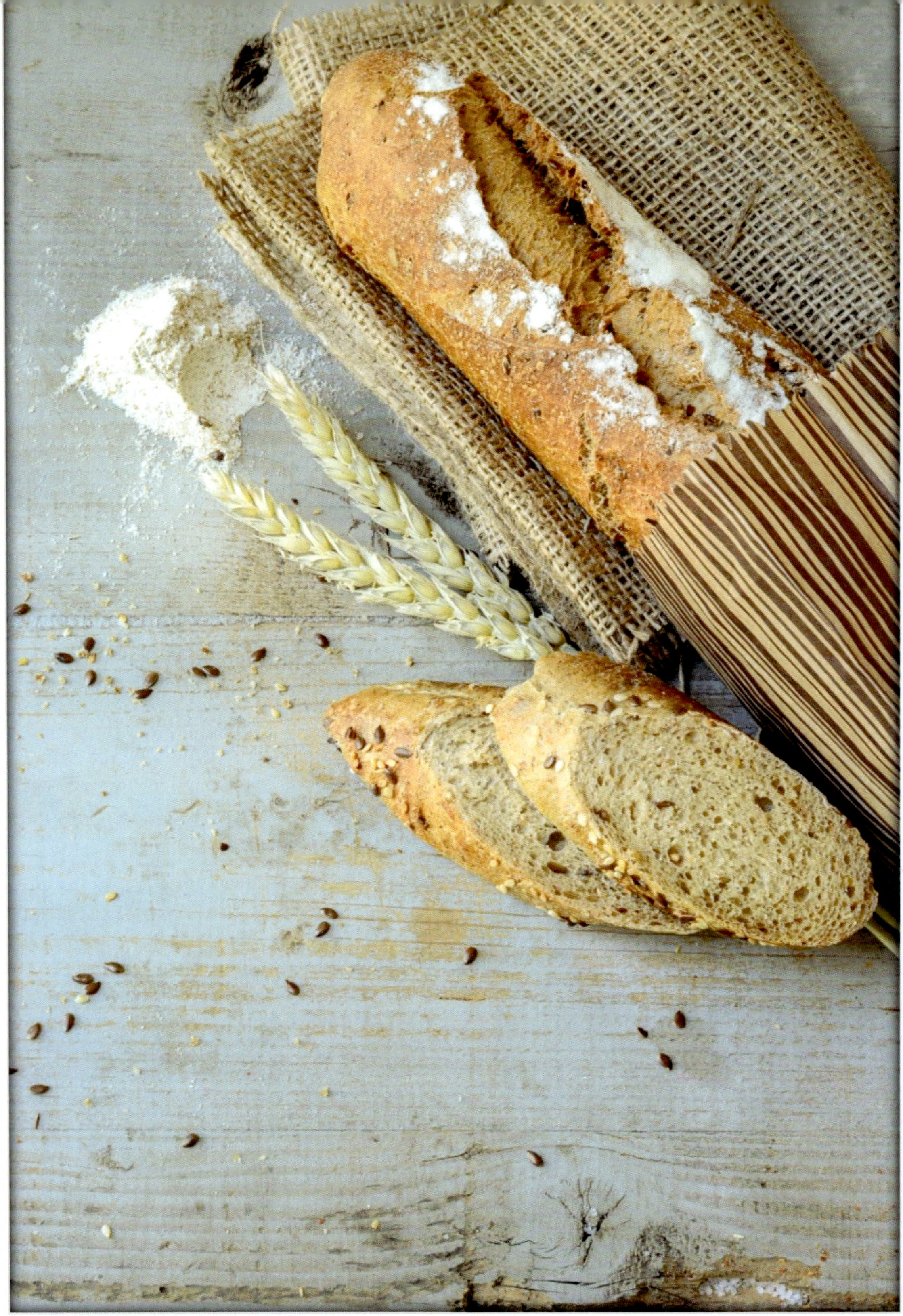

KNÄCKEBROT (glutenfrei)

Zutaten

70 g Mehl (Reis-, Buchweizen-, Hirse-, Mais-, Amaranthmehl)
70 g Flocken (linolsäurearm sind Hirseflocken und Reismehl
70 g verschiedene Körner (Ölsaaten wie Leinsamen, Sesam, Kürbiskerne, Sonnenblumenkerne)
1 TL Salz
3 EL Öl (je nach Ernährungsform)
200 ml Wasser

1. Alle Zutaten mit einem Schneebesen verrühren und circa eine Stunde quellen lassen.
2. Den Teig anschließend mit einem Teigschaber gleichmäßig auf ein mit Backpapier ausgelegtes Backblech streichen.
3. Im vorgeheizten Backofen bei 170°C Umluft circa 20 Minuten backen.
4. Backblech herausnehmen und mit einem Pizzateigroller, wenn vorhanden, die Teigplatten in 16 Rechtecke schneiden.
5. Das Backblech in den Ofen schieben und weitere 20-25 Minuten backen. Die Knäckebrotscheiben müssen knusprig sein.

KETOGENES Brot

Zutaten

300 g Mandelmehl (oder Mandeln selbst mahlen)
50 g Flohsamen
50 g Leinsamen geschrotet (am besten erst mahlen, wenn benötigt ►somit werden die Fettsäuren in vollem Umfang erhalten!)
50 g gehackte Haselnüsse
80 g Chiasamen
50 g Sonnenblumenkerne
1 TL Natron
ca. 450 ml lauwarmes Wasser
30 g Kokosöl (zusammen mit dem warmen Wasser, da es erst ab 25 °C flüssig wird)
1 EL Balsamico-Essig
1 TL Salz

1. Sonnenblumenkerne, Leinsamen, Flohsamen, Haselnüsse, Chiasamen, Natron in

eine Schüssel geben und mischen.
2. Dann Kokosöl mit dem warmen Wasser, Balsamico und Salz unter die Zutaten in der Schüssel mischen.
3. Mit den Händen durchkneten, bis der Brotteig gleichmäßig ist. Dann zu einem Bort formen.
4. Auf einem mit Backpapier ausgelegten Backblech circa 10 Minuten ruhen lassen. (In dieser Zeit quellen die Flohsamen und Chiasamen durch die Flüssigkeit auf.)
5. Im vorgeheizten Backofen bei 180 Grad circa 60 Minuten backen.
6. Gut auskühlen lassen.

PANCAKES

Zutaten
1 Tasse Mehl
2 TL Backpulver
1 Prise Salz
2 EL Zucker (oder Ersatz)
1 Ei
½ - ¾ Tasse Milch
2 EL Butter oder vegane Margarine

1. Zucker mit Ei schaumig rühren, dann Mehl, Salz, Backpulver und Milch dazugeben und mit dem elektrischen Handrührgerät verrühren.
2. Butter in der Pfanne schmelzen. Je einen kleinen Schöpflöffel Teig hineingeben, goldbraun von beiden Seiten anbraten.
3. Sofort servieren!

Tipp

Meine Tochter hat das Rezept von ihrem USA-Aufenthalt mitgebracht. Wir essen Ahornsirup und frischen Obstsalat dazu.

Ihre Gastfamilie gibt auch Schokostreusel oder diverse Nüsse in den Teig.

FRISCHKORNBREI

Zutaten für eine Person
3 EL frisch geschrotetes Getreide (einzelne Getreideart je

nach Geschmack, oder vier Sorten: Weizen, Roggen, Hafer, Gerste)
Leitungswasser
1 Apfel gerieben
Obst nach Jahreszeit
1 TL Honig nach Bedarf
1-2 EL süße Sahne oder Quark (20 %)
1 TL frischer Zitronensaft
1-2 EL Mandeln oder Haselnüsse gehackt

1. Getreide in einer Getreide- oder Kaffeemühle grob schroten. Dann mit so viel Wasser mischen, dass ein Brei entsteht. Nach dem Quellen sollte die Flüssigkeit nicht weggegossen werden, sondern kann mit verwendet werden.
2. Den Brei über Nacht bis, maximal zwölf Stunden abgedeckt stehen lassen.
3. Den Getreidebrei mit dem geriebenen Apfel und kleingeschnittenem Obst der Jahreszeit entsprechend vermischen.
4. Restliche Zutaten untermengen. Sofort servieren.

Der geriebene Apfel macht den Frischkornbrei luftig. Das Getreide immer frisch mahlen, damit alle Nährstoffe erhalten bleiben. Nie auf Vorrat schroten, sonst gehen wertvolle Mineralstoffe verloren! Ich füge dem Frischkornbrei immer einen bis zwei Teelöffel Leinöl hinzu.

PORRIDGE

Zutaten für eine Person
1 Tasse Haferflocken
1,5 Tassen Wasser
1 Prise Salz
etwas Hafermilch
1 geriebener Apfel
3-5 Mandeln gehackt
Wer mag: Zimt, Ahornsirup, Mandel- oder Haselnussmus oder Obst wie Bananen, Kiwi, Aprikosen, Himbeeren, Kirschen oder nach Jahreszeit

1. Die Haferflocken mit Salz und Wasser in einen Topf geben, aufkochen.

2. Köcheln lassen bis ein Brei entsteht. Dabei ständig umrühren.
3. Topf von der Herdplatte nehmen und noch etwas Milch unterrühren. Dann den geriebenen Apfel und die Mandeln dazugeben.

Tipp

Auch hier gebe ich einen Teelöffel Leinöl dazu. Im Winter schneide ich eine kleine Banane hinein und im Sommer Erdbeeren oder Himbeeren.

Sie können auch Schmelz-Vollkornhaferflocken aus dem Reformhaus nehmen. Dafür können Sie die Flocken direkt in die heiße Flüssigkeit einrühren, von der Herdplatte nehmen und circa 5 Minuten quellen lassen.

Salat mit Obst, Sprossen und Stangensellerie

Zutaten für ein/zwei Personen

8 entsteinte Aprikosen (ersatzweise getrocknete und eingeweichte)
2 Stangensellerie
1 Apfel
1 EL Kokosöl oder nach Wahl
2 TL frischer Zitronensaft
1 TL Honig oder Dattelmus
1 Tasse Sprossen, nach Wahl und Geschmack, evtl. kurz anwärmen vorm Servieren

1. Aprikosen und Stangensellerie in feine Scheiben schneiden, Apfel in feine Stifte oder Würfel.
2. Öl, Honig oder Mus verrühren; über den Salat träufeln. Im Kühlschrank durchziehen lassen.
3. Sprossen anrösten.
4. Kurz vor dem Servieren über den Salat streuen!

► Sprossen und Keimlinge

...verleihen jedem Salat oder Gericht eine besondere Note und liefern zahlreiche Nährstoffe wie Vitamin B1, B2, C, E und Spurenelemente bspw. Eisen, Calcium,

Zink, Magnesium je nachdem welches Getreide oder Hülsenfrüchte Sie verwenden.

Ebenso enthalten sie oft einen hohen Gehalt an Omega-3-Fettsäuren, Ballaststoffen und sekundäre Pflanzenstoffe. Für Vegetarier und Veganer sind Saaten eine gute pflanzliche Eiweißquelle.

Saaten (Gesamtheit an Samen) wie Hanfsamen, Chiasamen, Sesam, Nüsse, Leinsamen, Mohn, Buchweizen und...

Kerne wie Sonnenblumen- und Kürbiskerne sind wertvolle Ergänzungen in unserer Ernährung.

► Superfood Selleriesaft?

Ich meide ihn zu trinken, weil ich ihn schon als Kind nur in der Suppe mochte. Doch durch den Hype des Buchs von Anthony William wollte ich Ihnen statt ein Saft-Rezept einen Salat präsentieren.

Sellerie seit Jahrtausenden als Heilpflanze bekannt!

Kartoffel-Dinkel-Brot mit Saaten

Zutaten

200 g gekochte Kartoffeln (Ich koche Kartoffeln einen Tag vorher als Beilage und lege 200 g für den Brotteig zur Seite.)
250 g Dinkelvollkornmehl
250 g Buchweizenmehl
25 g Goldleinsamen
25 g Leinsamen (ganze Saaten oder geschrotet, am besten frisch)
25 g Kürbiskerne
Haferflocken, Kürbiskerne, Fenchelsamen zum Bestreuen
380 ml lauwarmes Wasser
2 TL Salz
1 Päckchen frische Hefe (20 g)
Rapsöl zum Ausfetten des Guseisentopf/Backform

1. Gekochte Kartoffeln mit einem Stampfer fein zerdrücken.
2. Backofen auf 200° vorheizen.

3. Mit den Knethaken eines elektrischen Handrührgerät (oder Küchenmaschine) Kartoffeln, das Mehl, die Hefe, Saaten, Salz und das lauwarme Wasser ca. 3 Minuten kneten.
4. Der Teig soll zähflüssig sein. Die Kontinenz kann und soll nicht mit der Hand geknetet werden. Er wird gleich gebacken werden. Keine Gehzeit erforderlich!
5. Den Gusseisentopf oder deine vorhandene Backform mit Rapsöl ausfetten. Auch den Rand.
6. Mit Haferflocken den Topfboden nach dem Fetten bestreuen.
7. Den Teil mit einem Teigschaber in den Topf füllen. Glattstreichen. Mit Haferflocken, Kürbiskernen und Mehl bestreuen.
8. Ein Glas Wasser in den Backofen neben dem Topf stellen. Der Gusseisentopf geschlossen bei 200° 50 Minuten backen.
9. Nach 50 Minuten Deckel entfernen und nochmals 10 Minuten backen. Das Brot bekommt eine schöne Kruste.

Tipp

Ein schnelles Brotrezept, bei dem das Gehen trotz Hefe entfällt!

⇒Wählen Sie Ihre eigenen Saaten und Kerne, auch beim Mehl verwenden Sie die Zutaten je nach Ihrer Ernährungsform.

AUBERGINEN-AUFSTRICH

<u>Zutaten</u>

3-4 Auberginen
Senf
2 Eigelbe
Olivenöl
Salz, Pfeffer
1 kleine Zwiebel
Zitronensaft oder Weißweinessig

1. Auberginen waschen. Im Backofen auf einem mit Backpapier ausgelegten Backblech circa 15-20 Minuten bei 180° Umluft weich braten.
2. Enthäuten und in einer Schüssel mit einer Gabel zerdrücken.
3. Eigelb, Gewürze, Senf, Öl mit dem Handrührgerät vermischen. Sie müssen so viel ÖL dazugeben, bis es die Konsistenz von Mayonnaise hat. Dann mit den Auberginen mischen, abschmecken mit Zitrone oder Essig.

Servieren Sie frische Tomaten, Paprika, Oliven und Baguette dazu.

KARTOFFELWAFFELN mit Dip

Waffelteig
800 g Kartoffeln
2 Karotten
2 kleine Zwiebeln
2 Eier
Salz, schwarzer Pfeffer
Öl für das Waffeleisen
Dip
1 Becher saure Sahne
150 g Naturjoghurt 3,5 % Fettgehalt
Salz, Pfeffer
1 TL Tomatenmark oder eine klein gewürfelte Tomate

1. Gemüse waschen. Kartoffeln, Karotten und Zwiebeln schälen, fein raspeln. In ein Sieb geben und Flüssigkeit ausdrücken.
2. Eier in einer Schüssel mit dem ausgedrückten Gemüse mischen.
3. Mit Salz und Pfeffer würzen.
4. Dip herstellen. Zutaten gut verrühren.
5. Waffeleisen einschalten und mit Öl einpinseln. Bei mittlerer Hitze einen Schöpflöffel Kartoffel-Gemüse-Masse hineingeben und in wenigen Minuten sind die Waffeln gebacken.

Dazu reicht man den Dip und Gemüsesticks.

Klassisches Hummus-Rezept

<u>Zutaten</u>
250 g gekochte Kichererbsen oder aus der Dose (Wasser aufheben)
2-3 TL Tahinipaste
1-2 EL gehackte frische Petersilie
2 Knoblauchzehen
½ Bio-Zitrone
Olivenöl
etwas Meersalz, ½-1 TL Paprika edelsüß, 1-1½ TL gemahlener Kreuzkümmel

1. Kichererbsen kochen oder die aus der Dose abgießen, abspülen. Wasser aus der Dose beiseitestellen.
2. Knoblauchzehen fein hacken. Mit Salz bestreuen und mit dem Messerrücken so lange zerdrücken, bis eine Paste entsteht.
3. Im Mixer die Kichererbsen mit 2-3 EL Wasser aus der Dose, Knoblauchpaste, Petersilie, Saft einer halben Zitrone, einem großen Schuss Olivenöl, den Gewürzen und die Tahinipaste pürieren. Ist der Hummus zu fest, dann noch etwas Kichererbsenwasser dazugeben. Abschmecken mit den Gewürzen.
4. Auf einem flachen Teller mit Rand anrichten, mit Petersilie, Gewürzen und etwas Olivenöl garnieren. Dazu ein frisches Fladenbrot – perfekt! Der Hummus kann im Kühlschrank mehrere Tage gelagert werden.

► Hummus ist durch seinen **hohen Magnesium- und Vitamin B6-Gehalt** sehr gesund. Letzteres unterstützt die zentralen Abläufe in unserem Stoffwechsel, **indem es dazu beiträgt, Botenstoffe zu bilden, die sich positiv auf unser Immunsystem auswirken.** Außerdem weist Hummus einen **hohen pflanzlichen Proteinanteil** auf.

Suppe

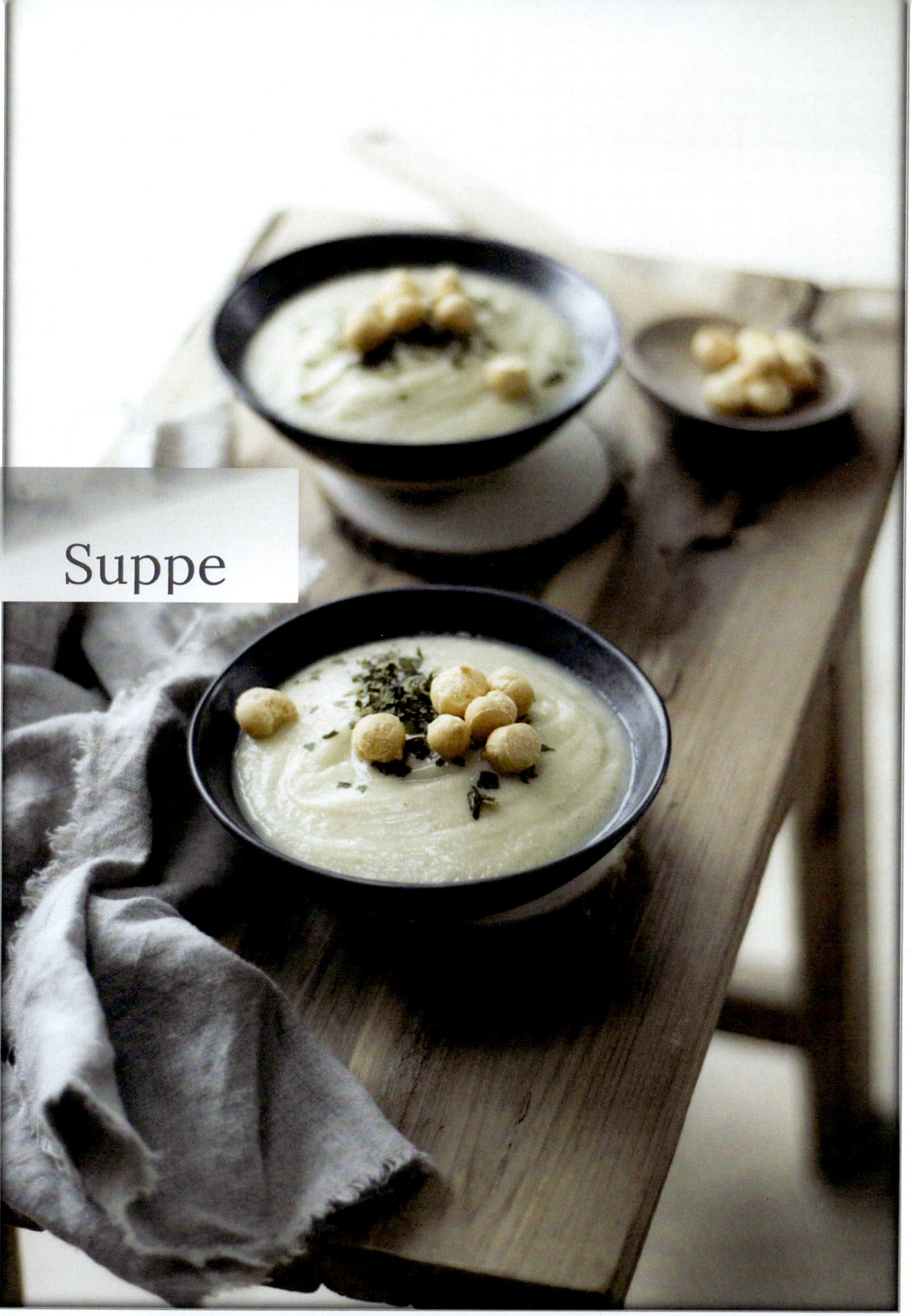

SPARGELCREMESUPPE

Grundrezept

Zutaten zur Vorbereitung
500 ml Spargelwasser/-sud
200 g gekochte Spargel
40 g Butter
40 g Dinkel- oder Reismehl (je nach Ernährungsform)
250 ml Gemüsebrühe oder Spargelsud, wenn Sie genügend haben
3 EL süße Sahne (oder Kokosmilch)
Salz, schwarzer Pfeffer, gemahlener Kümmel und Muskatblüte, frischer Zitronensaft
geröstete Croutons aus Weiß- oder Bauernbrot

Zutaten für die Suppe
500 ml Spargelwasser/-sud
200 g gekochte Spargel
40 g Butter
40 g Dinkel- oder Reismehl (je nach Ernährungsform)
250 ml Gemüsebrühe oder Spargelsud, wenn Sie genügend haben
3 EL süße Sahne (oder Kokosmilch)
Salz, schwarzer Pfeffer, gemahlener Kümmel und Muskatblüte, frischer Zitronensaft
geröstete Croutons aus Weiß- oder Bauernbrot

1. Spargel waschen, schälen und circa 15-20 Minuten in einem Topf mit Wasser, mit je 1 TL Salz und eine Prise Zucker, kochen. Die Spargel nur mit Wasser bedecken.
2. Abgießen und das Wasser auffangen. 200 g Spargel auf die Seite legen. Entweder nun sofort weiterverwenden oder mit den Schalen ziehen lassen.
3. In einer Pfanne die Croutons goldbraun rösten, je nach Beschichtung der Pfanne mit etwas Butter oder Öl. Abkühlen lassen.
4. In einem Topf Butter erhitzen, das Mehl einrühren und kurz anschwitzen.

5. Mit dem Spargelwasser oder der Gemüsebrühe ablöschen und unter Rühren die gesamte Flüssigkeit dazugeben. Die Suppe aufkochen lassen.
6. Die Sahne einrühren und die Hitze sofort auf kleinster Flamme regulieren. Etwa 5 Minuten leicht köcheln lassen. Mit den Gewürzen abschmecken. Die geschnittenen mundgerechten Spargel in die Suppe geben. Kurz 2-3 Minuten mitkochen.
7. In Schalen oder Teller die Spargelcremesuppe anrichten. Mit Schnittlauchröllchen und/oder Croutons bestreuen.

Tipp

Was wäre die Spargelsaison ohne eine Spargelcremesuppe!? Mit dem Spargelwasser/-sud koche ich diese klassische Spargelsuppe. Sie können Sie variieren mit einem Schuss Weißwein, asiatisch mit Kokosmilch und Ingwer, oder einfach als Basis für Einlagen wie frische Kräuter, Fisch, Gemüse oder Krabben.

Das Grundrezept ist schnell zubereitet. Ideal als Vorspeise oder Zwischenmahlzeit. Mit frischem Baguette oder Bauernbrot einfach köstlich!

Bereite ich Spargel zum Mittagessen zu, dann hebe ich den Sud für die Suppe auf! Noch intensiver wird das Aroma vom Spargelsud, wenn man die Schalen ein paar Stunden im Sud ziehen lässt.

RADIESCHENSUPPE France

Zutaten

400 g Radieschenblätter (ungespritzt oder aus dem eigenen Garten)
2 kleine Zwiebeln
1 große Kartoffel

ca. 1,5 Liter Gemüsebrühe
Salz, schwarzer Pfeffer
etwas Crème fraîche
30 g Butter
2 große Scheiben älteres Bauernbrot

1. Blätter waschen, schneiden und Zwiebel und der geschälten und gewürfelten rohen Kartoffel in Butter circa 5 Minuten andünsten. Mit heißem Wasser auffüllen und mit Salz und Pfeffer würzen. Die Suppe muss nun etwa 30 Minuten auf kleiner Flamme kochen.
2. Währenddessen das Brot in Würfel schneiden und in Butter anrösten.
3. Die Suppe mit dem Stabmixer pürieren und abschmecken. In Tellern anrichten und mit den Brotwürfeln und einem Teelöffel Crème fraiche pro Teller servieren.

Tipp

Eine wunderbare Vorspeise, die nicht jeder kennt.

Ich habe das Rezept mündlich von einem französischen Nachbarn bekommen und es damals als Teenager nachgekocht. Delikat!

PFÄLZER TOMATENSUPPE

<u>Zutaten</u>
8 vollreife große Pfälzer Tomaten
2 Zwiebeln
125 g saure Sahne (oder Creme fraîche)
2 EL Mehl
2 Eigelbe
1 Liter Gemüsebrühe
Salz, Pfeffer
1-2 EL frisches gehacktes Basilikum
etwas Butter

1. Tomaten waschen und mit den geschälten Zwiebeln grob in Stücke schneiden. Butter in einem hohen Topf erhitzen und die Tomaten mit Zwiebel darin unter Rühren circa 10 Minuten anschmoren.
2. Mehl darüber streuen und unterrühren. Mit heißer Gemüsebrühe auffüllen und das Basilikum dazugeben. Die Suppe circa 20 Minuten ohne Deckel köcheln lassen.
3. Saure Sahne mit den Eigelben gut verquirlen. Nach Beenden der Kochzeit die Suppe durch ein Brühsieb in einen Kochtopf drücken.
4. Verquirlte Sahne einrühren. Mit Salz und Pfeffer abschmecken. Sofort servieren. Die Suppe kann auch später kurz erwärmt werden. Lässt sich gut vorbereiten.

Tipp

Sie können anstatt saurer Sahne und Eigelbe auch nur Soja- oder Hafersahne verwenden.

Diese leckere Pfälzer Suppe können Sie als Vorspeise, zum Hauptgang oder zum Abendessen mit frischem Baguette oder Bauernbrot reichen!

Herbstliche KÜRBSSUPPE

Zutaten
1 Hokkaido-Kürbis (circa 800 g)
1 große Stange Lauch
300 g mehlige Kartoffeln
0,5-0,75 Liter Gemüsebrühe
Butter
Salz, schwarzer Pfeffer, Paprika
100 ml Kokosmilch
125 g Crème fraîche zum Servieren

1. Kürbis halbieren und Kerne entfernen. Mit der Schale wird der Kürbis in 1-2 cm große Stücke geschnitten. Lauch putzen und in Ringe schneiden. Kürbis und Lauch mit Butter in einem Topf anschwitzen.
2. Kartoffeln schälen, in Würfel schneiden und in den Topf geben, kurz andünsten. Mit der Gemüsebrühe auffüllen und würzen. Das Ganze circa 30 Minuten bei mittlerer Hitze kochen.
3. Danach die Suppe pürieren und nochmals abschmecken.

Tipp

Mit einem Klecks Crème fraîche servieren, je nach Ernährungsform!
Ich gebe noch einen Teelöffel frisch gehackte Petersilie auf jeden Teller, damit es farblich schön aussieht, hauptsächlich aber wegen den Kräutervitaminen.

Im Herbst schneide ich gerne frische Steinpilze klein, dünste sie kurz in Butter und gebe sie auf den fertig angerichteten Suppenteller.

Rote PAPRIKASUPPE à la Caro

Zutaten
3 große rote Paprikaschoten
1 kleine Zwiebel
1 Knoblauchzehe
Olivenöl zum Anbraten
1 EL Tomatenmark
3 EL Haferflocken (Kleinblatt)
Salz, weißer Pfeffer, Paprika
frisches Basilikum
ca. 1 Liter Gemüsebrühe
125 ml Crème fraîche

1. Paprika waschen, entkernen und in Würfel schneiden (nicht zu klein). Die gehackte Zwiebel und Knoblauchzehe in Öl anschwitzen, dann die zerkleinerten Paprikawürfel hinzufügen und umrühren.

2. Tomatenmark, Haferflocken und Gewürze dazugeben. Abgeschmeckt wird am Ende, deswegen nicht zu viel würzen.
3. Mit der Gemüsebrühe ablöschen und circa 20-25 Minuten köcheln lassen. Nach 15 Minuten entnehmen Sie zwei bis drei Würfel für die Garnitur.
4. Topf vom Herd nehmen und die Suppe mit dem elektrischen Stabmixer pürieren. Die Crème fraiche einrühren. Bei geringer Temperatur weiter köcheln lassen und abschmecken. Sollte Ihnen der Knoblauchgeschmack zu dezent sein, fügen Sie noch eine gepresste Zehe hinzu.
5. Paprikasuppe mit einem Klecks geschlagener Sahne, Paprikawürfeln und frischen Basilikumblättern anrichten.

Tipp

Statt mit Paprika, mit Zucchini und Kartoffeln ausprobieren.

SÜSSKARTOFFEL-SUPPE mit weißem Quinoa

Zutaten

100 g weißer Quinoa (der rote schmeckt nussiger – probieren Sie es aus)
400-500 g Süßkartoffeln
1 kleine Zwiebel
2 Knoblauchzehen
1 rote Chilischote (wer mag)
3-4 EL Olivenöl
600 ml Gemüsebrühe
300-350 ml Kokosmilch
1-2 EL frisch ausgepresster Zitronensaft
je 2 Messerspitzen je gemahlener Koriander und Kreuzkümmel
1 Messerspitze Kurkuma, ½ TL Salz
Weißer oder bunter gemahlener Pfeffer zum Abschmecken
Frische Schnittlauchröllchen oder Petersilie zum Garnieren

1. Quinoa unter warmem Wasser abspülen, bis es klar bleibt. Entsprechend der Mengenangabe auf der Packung, meistens 100 g Quinoa in 300 ml kochendem Wasser mit ½ TL Salz circa 12 Minuten garen. Vom Herd nehmen und ausquellen lassen.
2. Süßkartoffeln in der Zwischenzeit schälen und würfeln. Zwiebel und Knoblauch schälen und klein hacken. Chilischoten, falls verwendet auch waschen, entkernen und klein hacken.
3. Olivenöl schwach erhitzen. Beachten Sie den niedrigen Rauchpunkt, wie in meinem Glossar beschrieben. Zwiebel, Knoblauch und Chili glasig dünsten.
4. Süßkartoffeln dazugeben, mit den Gewürzen bestreuen. Mit der Brühe auffüllen. Deckel auf den Topf und circa 12 bis 15 Minuten bei schwacher Hitze köcheln. Nach 10 Minuten testen, ob die Kartoffeln gar sind. Ansonsten entsprechend länger köcheln lassen.
5. Suppe vom Herd nehmen und fein pürieren. Die Kokosmilch unterrühren. Nochmals erwärmen bei schwacher Hitze. Mit Salz, Pfeffer, Zitronensaft, etwas Kreuzkümmel und Koriander abschmecken.
6. Anrichten mit Quinoa und Kräutern. Suppe auf vier Schälchen verteilen, mit frischem Schnittlauch oder Petersilie und einem TL Kokosmilch garnieren.
7. Dazu reiche ich Baguette oder Bauernbrot.

Salate

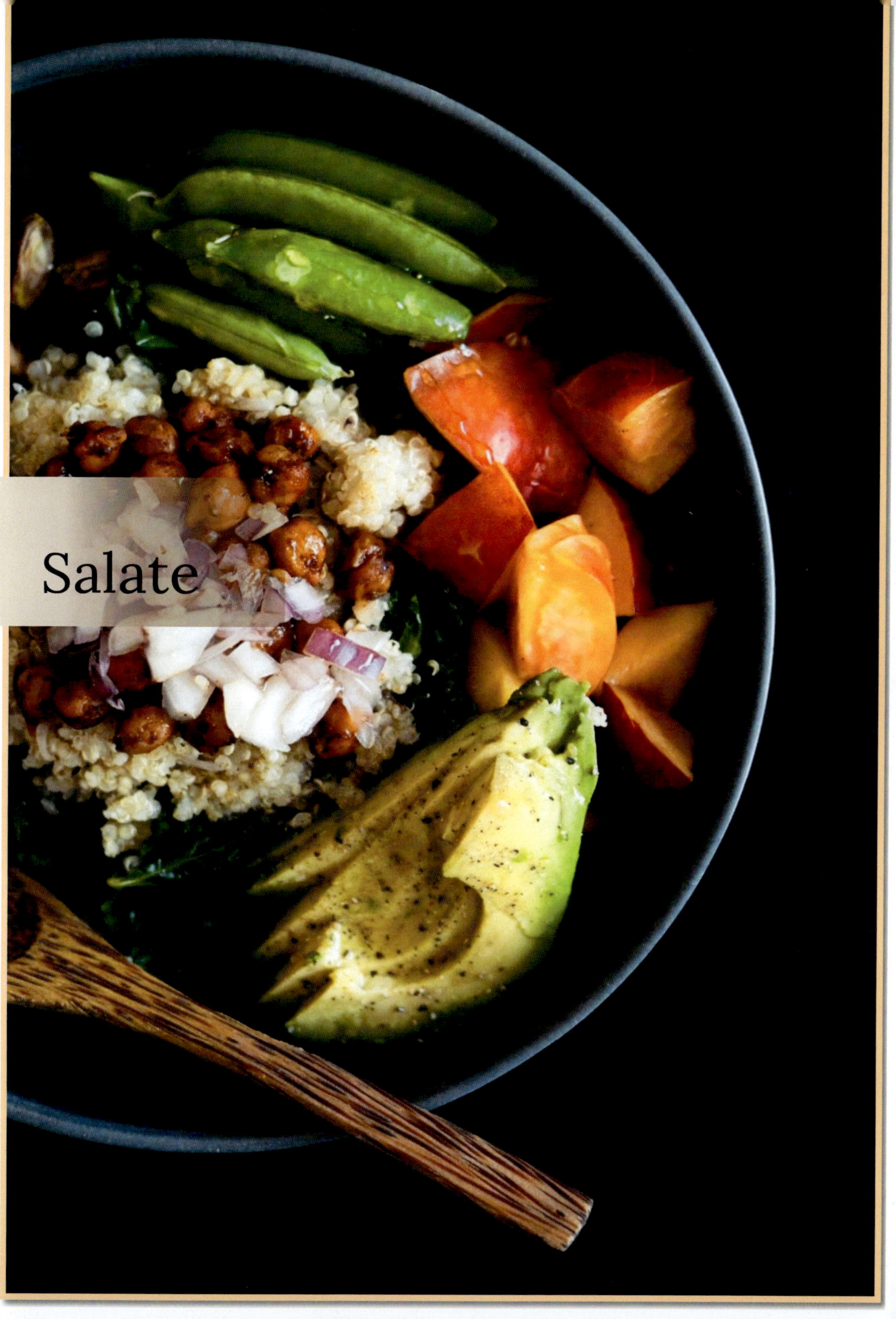

TOMATEN-FELD-SALAT mit Ziegenkäse

Zutaten

200 g Feldsalat (geputzt)
200 g Cherry- bzw. Cocktailtomaten (halbiert)
1 kleine rote Zwiebel (in dünne Scheiben geschnitten)
1 kleiner Apfel (gewürfelt mit Schale)
1 EL Walnussöl
1 EL Olivenöl
2 EL Limettensaft (frisch ausgepresst)
½ TL Meersalz
ein paar gehackte Walnüsse
4 frische Ziegenkäse circa 80 g pro Stück
Chiliflocken

1. Feldsalat mit Tomaten mischen und auf vier Tellern anrichten. Zwiebel und Apfel darauf verteilen.
2. Salatdressing herstellen und über den Salat träufeln.
3. Gehackte Walnusskerne darüber streuen.
4. In der Zwischenzeit die vier Ziegenkäse auf ein mit Backpapier ausgelegtes Backblech legen und mit Chiliflocken bestreuen. 5-10 Minuten bei 180 Grad Umluft grillen, bis die Käse eine leicht gebräunte Farbe haben. Dann auf den Salattellern anrichten. Sofort servieren.

Tipp

Dazu passt Baguette. Ich reiche diesen Salat auch gerne als Vorspeise.

SPARGELSALAT grün-weiß mit Ciabatta-Würfeln

<u>Zutaten</u>

150 g Ciabatta-Brot vom Vortag
je 500 g grüner und weißer Spargel
5 EL Olivenöl
Meersalz
600 g bunte Tomaten (rote, gelbe, grüne)
1 rote Zwiebel
1 Bund Basilikum
2 EL Rotweinessig
2 EL Zitronensaft
1 TL Agavensirup
schwarzer Pfeffer
nach Belieben gehobelter Parmesankäse

1. Backofen auf 140° Umluft vorheizen.
2. Das Ciabatta wird in mundgerechte Würfel geschnitten.
3. Grünen Spargel am unteren Drittel schälen und Enden abschneiden. Weißen Spargel ganz schälen und die Enden abschneiden. Beide Spargelsorten in 3 bis 4 cm lange Stücke schneiden.
4. Ciabatta-Würfel und Spargelstücke mit 4 EL Olivenöl und Salz mischen, dann auf ein mit Backpapier ausgelegtes Backblech verteilen. Im Backofen etwa 15 Minuten goldbraun rösten. Dann abkühlen lassen.
5. In der Zwischenzeit Tomaten waschen, halbieren und Stielansatz entfernen. Zwiebel schälen und in feine Streifen schneiden. Basilikumblätter grob zupfen.
6. Tomaten mit Zwiebel und Basilikum in eine Schüssel geben. Mit einem EL Olivenöl, Zitronensaft, Essig, Agavensirup, Salz und Pfeffer verrühren.

Spargel und Ciabatta-Würfel dazugeben, vermischen und circa 15 Minuten durchziehen lassen. Mit Agavensirup, Mit Pfeffer, Salz und Zitronensaft abschmecken. Mit Parmesan bestreuen, schmeckt pikant.

TABOULÉ à la Papa

Zutaten
200 g Hirse
2-2,5 Tassen kochend heißes Wasser
1 Paprikaschote
2-3 Tomaten
Zitronenblätter
Pfefferminzblätter
1-1,5 Zitronen ausgepresst
Salz, weißer Pfeffer

1. Hirse in eine Schüssel geben und mit dem kochend heißen Wasser übergießen, circa 5-10 Minuten quellen lassen (bitte Packungsbeilage beachten).
2. Paprika waschen, entkernen und in kleine Würfel schneiden, ebenso die Tomaten.
3. Nach dem Quellvorgang Paprika, Tomaten, die klein geschnittenen Pfefferminz- und Zitronenblätter untermischen.
4. Mit Zitronensaft und den Gewürzen abschmecken.
5. Vor dem Servieren gut durchziehen lassen und rechtzeitig aus dem Kühlschrank nehmen, damit der Salat Raumtemperatur hat.

Tipp

Da ich oft keine Zitronenblätter finde, nehme ich ersatzweise Zitronenbasilikum oder Zitronenmelisse.

Taboulé schmeckt für die Vegetarier und Veganer mit frischem Baguette. Den Fleischgenießern serviert man am besten gegrillte Lammkoteletts dazu.

Ein idealer Pausensnack für das Büro oder die Schule.

LINSEN-AVOCADO-SALAT auf Rucola

Zutaten
100 g rote Linsen
2 Avocados
Saft einer ½ Zitrone

2 Bund Rucola
2 EL gehackte Haselnüsse
3 EL frische Salatkräuter (Petersilie und Schnittlauch)
4 EL Walnussöl
3 EL Weißweinessig oder Estragonessig
Salz, schwarzer Pfeffer
1 TL Agaven- oder Ahornsirup
2 EL heißes Wasser

1. Rote Linsen wenige Minuten bissfest kochen, abtropfen und abkühlen lassen.
2. Rucola währenddessen waschen, abtropfen lassen und die groben Enden abschneiden.
3. In eine flache Porzellanschüssel geben.
4. Haselnüsse ohne Fett kurz anrösten.
5. Avocados schälen, entkernen, in kleine Scheiben schneiden und mit Zitronensaft beträufeln. Dann auf dem Rucola verteilen, ebenso die roten Linsen.
6. Sauce aus Walnussöl, Essig, Salz, Pfeffer, Kräutern, Sirup und heißem Wasser herstellen und über den Salat träufeln.
7. Nüsse darüber streuen. Kann vor dem Servieren wenige Minuten durchziehen.

Tipp

Eine ideale Vorspeise für Gäste, weil man den Salat gut vorbereiten kann!

FELDSALAT mit ROTER BETE & Nüssen

Zutaten
200 g Feldsalat
1 Knolle rote Bete
100-125 g frische oder getrocknete Walnusskerne
2 EL Walnussöl
1 EL Rotweinessig oder roter Balsamicoessig
Salz, weißer Pfeffer

1. Rote Bete ca. 30-45 Minuten in Salzwasser mit einem Lorbeerblatt garkochen. Abkühlen, schälen und würfeln.
2. Nüsse vierteln. Feldsalat putzen, waschen und gut abtropfen lassen.
3. In einer flachen Salatschüssel Feldsalat anrichten. Mit der roten Bete und den Walnüssen bestreuen.

Salatdressing

Salz und Pfeffer mit dem Essig gut verrühren, Öl dazugeben und die Sauce über den Salat träufeln. Vermischen, etwas ziehen lassen und dann servieren.

Tipp

Diesen Salat kann man als Vorspeise mit frischem Dinkelbaguette servieren oder als Abendessen.

Warmer BOHNEN-SALAT

(vegetarisch /vegan)

Zutaten

300 g weiße Bohnen (Dose)
1 Karotte
2 kleine rote Zwiebeln
2 Knoblauchzehen
½ Bund frisch gehackte Petersilie
3 EL Olivenöl
1 TL Weißweinessig
je ½ TL Salz, Pfeffer, Paprikapulver scharf
2 EL Wasser
1 EL Tomatenmark

1. Zwiebel und Knoblauchzehen schälen und fein hacken. Karotte schälen und in feine Stifte schneiden. Bohnen in einem Sieb gut abtropfen lassen.
2. Olivenöl in einer Pfanne erhitzen (nicht zu heiß!). Bohnen, Karottenstifte, Knoblauch und Zwiebel dazugeben und kurz andünsten.

3. Wasser und Tomatenmark in die Pfanne zum Gemüse geben und weiter garen, bis das Gemüse weich ist (dauert nur wenige Minuten – Messerprobe).
4. Mit Salz, Pfeffer, Paprikapulver und Essig abschmecken. In einer Salatschüssel anrichten und mit Petersilie bestreuen. Sofort servieren.

MELONEN-RUCOLA-SALAT mit Oliven & Schafskäse

<u>Zutaten</u>
1 Honigmelone
1 Bund Rucola
100 g schwarze entsteinte Oliven
150 g Schafskäse
50 g geröstete Pinienkerne
2 TL Rucola-Pesto (ersatzweise: Basilikum-Pesto)
3 EL Olivenöl
3 EL Limettensaft
Salz, schwarzer Pfeffer

1. Pinienkerne ohne Fett anrösten.
2. Stängelenden des Rucola wegschneiden, Blätter waschen und gut abtropfen lassen.
3. Melone halbieren, entkernen, die Schale entfernen. Das Fruchtfleisch in mundgerechte Würfel schneiden.
4. Den Schafskäse in 1 cm große Würfel schneiden.
5. Salatsauce aus Pesto, Öl, Zitronensaft und Gewürzen herstellen.
6. Rucola, Melone, Schafskäse und Oliven in eine flache Salatschüssel geben, mit der Sauce begießen. Vorsichtig mischen.
7. Mit Pinienkernen bestreuen und servieren.

Tipp

Ideal auch als Vorspeise. Es gibt viele Melonensorten. Probieren Sie aus, was Ihnen schmeckt

Fenchel mit Orangen

<u>Zutaten</u> für 2 Personen
2 Bio-Orangen
1 Fenchelknolle
1 kleine Stangensellerie
1 Frühlingszwiebel
1-3 Olivenöl
1/2 TL abgeriebene Orangenschale
1 Bund Rucola – darauf richte ich den fertigen Salat an – auch ohne sehr lecker!
1 EL Limetten- oder Orangensaft
Salz, schwarzer Pfeffer

1. Orangen schälen, die Haut entfernen und die Orangenstücke würfeln.
2. Saft auffangen.
3. Fenchel waschen, putzen, und in feine Ringe schneiden. Ebenfalls den Sellerie.
4. Frühlingszwiebel putzen und in dünne Scheiben schneiden.
5. Alles in eine Schüssel geben.
6. Olivenöl, Orangen- oder Zitronensaft, Salz und Pfeffer verrühren und über den Salt geben. Vorsichtig mischen und gut durchziehen lassen.
7. Wenn Sie Rucola mitverwenden, dann kurz vorm Servieren auf eine Platte verteilen und den durchgezogenen Salat darüber verteilen.

Tipp

Ich streue noch gehobelten Parmesan über den Salat!

Oder Sie zerbröseln Ziegen- oder Schafskäse. Auch geröstete Pinienkerne passen sehr gut!

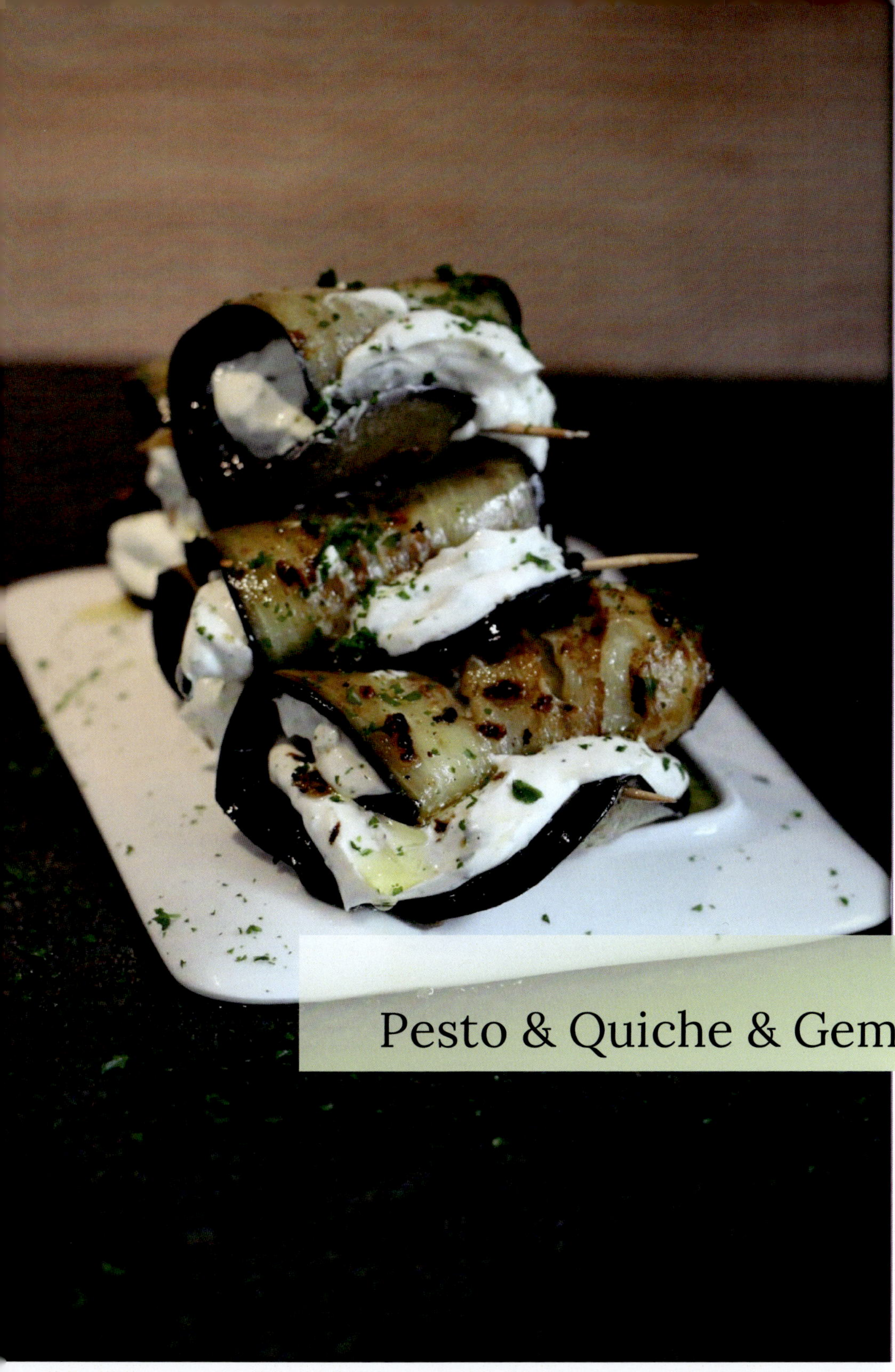

Pesto & Quiche & Gemüse

Kürbiskern-Petersilien-Pesto Rezept

Zutaten für ein Glas (2-3 Personen)

<u>Zutaten</u>

40 g Kürbiskerne
1 Bund glatte Petersilie
4 EL Kürbiskernöl
100 ml Olivenöl
40 g geriebener Parmesan oder Pecorino
etwas Abrieb von 1 Bio -Zitrone
2 TL Zitronensaft
Salz, schwarzer Pfeffer

1. Die Kürbiskerne in einer Pfanne ohne Fett anrösten. Nach dem Abkühlen grob hacken.
2. Von der gewaschenen Petersilie die Blätter abzupfen. Mit den Kürbiskernen, Ölen und dem Käse pürieren.
3. Zitronenabrieb und -saft unterrühren. Mit Salz und Pfeffer abschmecken.

❀ Passt zu Nudeln, Brot und gebratenem Fleisch. Ein paar Farbtupfen auf einen Gemüseauflauf sind eine weitere Idee.

Kürbis-Pesto

<u>Zutaten für ein Glas (3-4 Personen)</u>

250-300 g Butternut-Kürbis
1 Knoblauchzehe
3-4 EL Kürbiskerne oder Pinien (nach Geschmack)
100 ml Olivenöl, 50 ml Kürbiskernöl
50 g geriebener Parmesan
etwas Abrieb von 1 Bio-Zi trone
1 gestrichener TL Mango- oder Apfelcurry-Gewürz
Salz, schwarzer Pfeffer

1. Die Kürbiskerne in einer Pfanne ohne Fett an-rösten. Nach dem Abkühlen grob hacken.
2. Den Kürbis in kleine Würfel schneiden und mit etwas Wasser in einem Topf dünsten. Wasser abgießen.
3. Alle Zutaten wie aufgelistet mit dem Kürbis und Kernen pürieren. Mit Salz

und Pfeffer abschmecken.
4. In ein sauberes Glas füllen.

֎ Passt zu Nudeln und frischem Baguette. Beide Pestos sind haltbar 2-3 Tage im Kühlschrank oder Sie gefrieren sich eine Portion ein.

Kürbis

In meinen Rezepten verwende ich zum größten Teil den Hokkaido-Kürbis. Achten Sie beim Kauf auf Druckstellen und kaufen Sie nur unversehrte Früchte. Kleinere oder mittlelgroße enthalten weniger Fasern und Kerne. Bei wasserhaltigeren Sorten empfiehlt es sich, den Kürbis in Würfel oder Schnitzel zu schneiden und mit Salz zu bestreuen. Etwa 30 Minuten durchziehen lassen; denn Salz entzieht dem Kürbis Wasser. Natürlich beim Zubereiten weniger würzen.
Da Kürbisse einen Wassergehalt von bis zu 90 Prozent aufweisen, sind sie sehr kalorienarm. Zahlreiche Kürbisse sind ein reichhaltiges Wintergemüse und erhältlich von September bis Februar.

Nährstoffe:

- wenig Vitamin C, reich an Vitamin E, A, B1, B2, B3, B6, B7, B9, B12, D, E, K
- reich an Beta-Carotin (Vorstufe des Vitamin A)
- Niacin (Eiweißverdauung)
- Eisen (blutbildend), Kalium (ausschwemmend), Phosphor (für den Knochenbau)
- Kieselsäure (wichtig für Bindegewebe, Nägel und Haare)
- weitere Mineralstoffe wie Natrium, Kalzium, Magnesium und Spurenelemente Zink und Kupfer
- reichhaltig an mehrfach ungesättigten Fettsäuren

AUBERGINEN-

Ricotta-Röllchen

(Foto S. 43)

Zutaten

1 große Aubergine
2 Knoblauchzehen
100-150 ml Olivenöl
abgeriebene Schale einer Zitrone
200 g Ricotta
2 EL gehackte Petersilie
2 EL gehackten Schnittlauch
Salz, schwarzer Pfeffer
Schnittlauch zum Garnieren
8 kleine Holzspieße

1. Aubergine in 0,5 cm dünne Scheiben schneiden. Mit Salz bestreuen, kurz ziehen lassen, abtupfen mit Küchenpapier.
2. Knoblauch durch die Presse drücken und mit Olivenöl, Zitronenschale, Salz und Pfeffer mischen. Mit dieser Paste die Auberginenscheiben bepinseln, auf beiden Seiten grillen oder in der Pfanne braten.
3. Ricotta mit Kräutern mischen. Kapern nach Geschmack dazu geben. Je einen Esslöffel auf jede Auberginenscheibe streichen, zusammenrollen. Mit einem Holzspießchen feststecken.

Mit frischem Schnittlauch garnieren.

Tipp

Am besten schmecken die Auberginenröllchen lauwarm. Ich reiche schwarze und grüne eingelegte Oliven und frisches Baguette oder gegrilltes Fleisch dazu.

Eine Vorspeise, die ihren Gästen auf jeden Fall schmecken wird.

PIZZA ohne Tomaten

Teig

400 g Dinkelmehl
1 Päckchen Trocken- oder Frischhefe
1 TL Salz
1 Prise Zucker
lauwarmes Wasser oder Milch

Belag
200 g Mozzarella
(evtl. Büffelmozzarella)
400 g Artischockenherzen
circa 4 EL Olivenöl
circa 8 milde Peperoni
3-4 Knoblauchzehen in Scheiben oder gehackt
2 EL frische gehackte Petersilie
Salz, schwarzer Pfeffer

1. Aus den Teigzutaten einen Pizzateig herstellen. In eine bemehlte Schüssel geben. Mit einem sauberen Küchentuch abdecken und 30-45 Minuten an einem warmen Ort gehen lassen.
2. Anschließend den Teig nochmals durchkneten und zu einer Kugel formen. Dann 30 Minuten in der Schüssel abgedeckt im Kühlschrank erneut gehen lassen.
3. Im Anschluss erneut durchkneten und den Teig auf ein gefettetes Backblech oder einzelne Pizzableche auslegen. Mit einem Teigroller den Hefeteig ausrollen.
4. Artischockenherzen längs schneiden und auf dem Teig verteilen, ebenso die klein geschnittene Peperoni und den Knoblauch.
5. Mit Salz und Pfeffer würzen. Die Hälfte der Petersilie darüber streuen und mit dem Olivenöl beträufeln. Den Mozzarella gewürfelt auf der Pizza verteilen.
6. Bei 200° Umluft circa 20 Minuten backen. Vor dem Servieren mit der restlichen Petersilie bestreuen.

Ihren Gästen wird die Tomatensoße nicht vermissen. Das verspreche ich Ihnen!

Paprika-PESTO

Zutaten
2 rote Paprikaschoten
70 g geröstete Pinienkerne
etwa 5 EL Olivenöl
1-2 Knoblauchzehen
50 g frisch geriebener Parmesan
1 Bund Basilikum

Salz und schwarzer Pfeffer

1. Paprika waschen, putzen, in kleine Würfel schneiden.
2. Pinienkerne ohne Fett in einer Pfanne anrösten.
3. In einen hohen Messbecher Paprika, Knoblauch, geröstete Pinienkerne, Öl, Parmesan, Salz, Pfeffer und eine Handvoll Basilikumblätter geben. Alles mit dem Pürierstab fein pürieren. Das Pesto ist fertig!

Tipp

Passt ideal zu Spaghetti oder anderen italienischen Nudeln und schmeckt super, nicht nur im Sommer. Ein paar Tupfer auf einer Pizza – delikat! Gerne serviere ich einen grünen Salat dazu. Ein schnelles und preiswertes Gericht.

Süßkartoffel-FRITTA mit Spinat

Zutaten

400 g Süßkartoffeln
1 rote kleine Zwiebel
1-2 Knoblauchzehen
4 Eier
200 ml Milch oder Hafer-/Mandelmilch
½ TL Meersalz (nicht mehr, da der Schafskäse gesalzen ist)
½ TL bunter Pfeffer
3 EL Olivenöl oder Rapsöl
150 g Babyspinat
1 Prise frisch geriebene Muskatnuss
150 g Schafskäse
Rapsöl oder Butter zum Einfetten der Auflaufform

1. Süßkartoffel schälen. Mit einem Gemüsehobel in Scheiben schneiden.
2. Zwiebel und Knoblauch fein würfeln.
3. Eier, Milch, Salz, Pfeffer und Muskatnuss in eine Schüssel geben und mit

einem Schneebesen miteinander verrühren.

4. Spinat waschen und gut abtropfen lassen. Am besten mit einem Geschirrtuch abtupfen. Backofen auf 170° Heißluft vorheizen.
5. Raps- oder Olivenöl in einer großen Pfanne erhitzen. Beachten Sie, dass Olivenöl nicht stark erhitzt werden darf! Klein gewürfelte Zwiebel und Knoblauch in die Pfanne hinzufügen. Sind die Zwiebeln glasig gedünstet, den Spinat hinzufügen. Solange andünsten, bis der Spinat in sich zusammengefallen ist. Dauert nur wenige Minuten.
6. Die Auflaufform mit Rapsöl oder Butter einfetten. Den Boden und den Rand der Form mit den Süßkartoffelscheiben überlappend bedecken.
7. Den gedünsteten Spinat über die Kartoffeln gleichmäßig verteilen. Dann die Ei-Mischung über das Ganze gießen. Schafskäse zerbröseln und darüber streuen.
8. Circa 25-30 Minuten bei 170° backen. Zum Testen, ob die Frittata fertig gebacken ist, ein Stückchen Kartoffel probieren.
9. Nach dem Backen sofort servieren.

Tipp

Wer mag, kann noch 50 g roher klein geschnittenen Schinken in den Auflauf geben. Einfach mit den Zwiebeln mitanbraten.

Ich habe einen Feldsalat mit roter selbst zubereiteter Rote Bete und karamellisierten Walnüssen dazu gereicht!

Kürbis-QUICHE

Teig
200 g Dinkelmehl
50 g Roggenmehl (oder Reismehl)
½ TL Salz

125 g Butter
1 Ei (wer mag)

Belag

1 kleine rote Zwiebel
1 Zwiebel
100 g Schwarzwälder Schinken (wer mag)
1 EL Butter
1 Hokkaido-Kürbis circa 250-300 g
1 kleine Zucchini
8-12 Mini-Tomaten
100 g Bergkäse
2 Eier (wer mag auch nur das Eiweiß)
100 ml Schlagsahne
50 ml Hafermilch (oder andere)
Salz, schwarzer Pfeffer, Kümmel und Muskat gemahlen, Rosmarinnadeln
1 EL Kürbiskerne oder Pinienkerne

1. Für den Teig alle Zutaten in einer Schüssel vermengen; gut durchkneten. Teig im Kühlschrank circa 30 Minuten ruhen lassen. Ohne weiteres kann man den Teig auch mehrere Stunden oder am Abend vorher herstellen und zugedeckt kühlen.
2. Die Zwiebel und den Schinken würfeln, in Butter leicht anbraten. Zur Seite stellen.
3. Rote Zwiebel schälen und in dünne Scheiben schneiden. Bergkäse reiben.
4. Tomaten waschen und halbieren. Kürbis waschen, Fasern und Kern mit einem Löffel entfernen. Danach in dünne Scheiben schneiden, ebenso die gewaschenen Zucchini.
5. Backofen 5 Minuten bei 180 Grad vorheizen.
6. Teig aus dem Kühlschrank nehmen. Eier mit Milch und Sahne verquirlen. Beachten Sie beim Salzen, dass der Schinken und Käse bereits Salz enthalten!
7. Nun den Teig ausrollen und in eine Quiche-Backform legen, dabei einen 1,5 cm hohen

Rand formen. Dann 10 Minuten vorbacken.

8. Anschließend mit dem Kürbis, der roten Zwiebel, den Tomaten und Schinken belegen. Die Eier-Sahne-Masse über das Gemüse gießen. Mit Käse, Rosmarinnadeln und den Pinien-/Kürbiskernen bestreuen. Circa 30 bis 40 Minuten backen

Tipp

Ich serviere gerne einen *Feldsalat mit Rote-Bete-Birne-Cashewnüsse-Salat* dazu. Vielleicht noch ein Gläschen des Weißwein "Blanc de Noir" dazu? Perfekt!

BÄRLAUCH- KARTOFFEL-Püree

<u>Zutaten</u>

1 kg Kartoffeln (mehlig kochend)
70 g frischer Bärlauch
Salz
100 ml Sahne
4 EL Greyerzer Käse (gerieben)
50 g Mozzarella
weißer Pfeffer
Muskat nach Belieben

1. Bärlauch putzen, waschen, im kochenden Salzwasser circa 2 Minuten blanchieren. Sofort herausnehmen, kalt abschrecken und gut abtropfen lassen.
2. Bärlauch fein hacken. Kartoffeln garkochen, heiß pellen und durch eine Presse drücken.
3. Sahne unter das heiße Püree rühren. Geriebenen Käse untermischen. Ebenso den klein gewürfelten Mozzarella und den gehackten Bär-lauch.
4. Schmecken Sie das Püree mit Salz, Pfeffer und eventuell mit Muskat ab.

Tipp

Mit einem grünen oder bunten Salat ist dieses Gericht ein leckeres vegetarisches Hauptgericht.

Passt auch sehr gut zu Fisch oder Getreidebratlingen mit Gemüse.

Halbmonde mit Kartoffelfüllung

Zutaten
500 g Mehl
125 ml Milch
1 Päckchen Trockenhefe
300 g Kartoffeln
1 Spitzpeperoni
1 Bund glatte Petersilie
Salz, schwarzer Pfeffer, Chilipulver
½ EL Tomatenmark
½ EL scharfe Paprika-Würzpaste
1 große Zwiebel
1 EL Sonnenblumenöl
3 TL Paprikapulver

1. Mehl, Salz, Hefe und Milch in eine Schlüssel geben. Alles zu einem glatten Teig verkneten (eventuell etwas mehr Milch). Für circa 45-60 Minuten zugedeckt an einem warmen Ort gehen lassen.
2. Kartoffeln in Salzwasser kochen. Anschließend pellen und mit den Händen zerdrücken.
3. Zwiebeln und Spitzpeperoni schälen und klein schneiden. Petersilie waschen und ebenfalls klein schneiden.
4. In eine Pfanne 1-2 EL Sonnenblumenöl geben und die Zwiebeln darin glasig anbraten. Peperoni zufügen. Das Tomatenmark und die Würz-paste hineingeben und eine Minute mit den Zwiebeln zusammen im Öl anbraten. Petersilie, Salz, Pfeffer, Chili- und Paprikapulver untermischen.
5. Dann Kartoffeln zugeben und Zutaten gut ver-

mengen. Pfanne beiseitestellen. Füllung abkühlen lassen.

6. Danach Teig in Bällchen teilen. Jedes Teig-bällchen mit dem Nudelholz zu einem Kreis (Ø circa 20 cm) ausrollen. Auf eine Hälfte des Kreises etwas Füllung geben; mit der anderen Hälfte bedecken und verschließen. Die Enden der gefüllten Teighalbmonde mit einer Gabel festzudrücken. In heißem Öl goldgelb backen.

Tipp

Mit Gurkensalat anrichten! Das Gericht stammt aus der Türkei. Das Rezept ist von einer Bekannten, die es von ihrer Großmutter hat.

Hirsepfanne

(vegetarisch/vegan)

Zutaten

400 g Hirse
1 mittelgroße Zucchini
je 1 rote und gelbe Paprika
3 Möhren
2 Knoblauchzehen
½ - 1 TL Salz
½ TL schwarzer Pfeffer
1 rote Chilischote
2 El frisch gehackte Petersilie
1 rote kleine Zwiebel
4 EL Rosinen
1 TL scharfes Paprikapulver
3-4 EL frisch ausgepresster Zitronensaft
3-4 EL Olivenöl

1. Zucchini waschen, längs durchschneiden, dann in dünne Scheiben schneiden.
2. Paprika waschen, Kerngehäuse entfernen und in kleine Würfel schneiden.
3. Chilischote waschen, längs aufschneiden, entkernen und in feine Streifen zerkleinern.
4. Möhren schälen und raspeln.
5. Die angegebene Menge an Hirse nach Packungsanleitung garen.
6. Olivenöl in einer Pfanne erhitzen (nicht zu heiß!).

Zucchini, Paprika, Möhren und Chili zufügen und andünsten. Mit Salz, Pfeffer und Paprika würzen. Rosinen und Zitronensaft dazugeben und bei schwacher Hitze circa 10-12 Minuten köcheln.

7. Hirse untermischen, abschmecken und mit Petersilie bestreuen. Sofort servieren.

Tipp

Sie können die Gemüsesorten und -mengen je nach Ihren Vorlieben variieren.

Nehmen Sie eine rustikale Pfanne, dann können Sie das Gericht darin anrichten – denn das Auge isst auch mit!

RISOTTO mit Mangold und Pinienkernen

Zutaten

250 g Vollkornreis oder spezieller Risottoreis
50 g Steinpilze
150 g Pinienkerne (ersatzweise Sonnenblumen- oder Sojakerne)
250 g Mangold
1 Zwiebel
¼ l Weißwein
¼ l Gemüsebrühe
Salz, weißer Pfeffer
Parmesan frisch gerieben
2-3 EL Butter

1. Den rohen Reis mit den klein gewürfelten Zwiebeln in Butter kurz andünsten, bis alles von der Butter glänzt. Mit Weißwein ablöschen, aufkochen lassen. Die Brühe dazugeben und circa 10 bis15 Minuten auf kleiner Flamme köcheln lassen.
2. Mangold in der Zwischenzeit putzen, weißen Strunk herausschneiden, waschen, in Streifen schneiden.
3. Pilze in Scheiben schneiden. Mangold zum Reis geben, nochmals 10 Minuten ziehen lassen. Pilze hinzufügen, umrühren.

4. Abschmecken mit Salz und Pfeffer. Den Reis probieren, ob er gar ist, das Risotto darf nicht die ganze Flüssigkeit aufgenommen haben. Risotto muss immer etwas breiig sein!
5. Mit frischem Parmesan und gerösteten Pinienkernen servieren.

֍ Wer keine Pilze mag – das Risotto schmeckt auch ohne sehr gut. Risotto als Vorspeise geeignet. Dazu reiche ich gerne einen Feldsalat.

CHICORÉE überbacken

(vegetarisch /vegan)

Zutaten
6-8 Chicorée
250 ml Sojasahne (oder Sahneersatz je nach Ernährungsform)
2 Eiweiße (oder ganze Eier)
200 g geriebener Emmentaler (oder Semmelbrösel)
Salz, Pfeffer, Paprikapulver

1. Chicorée in Salzwasser fast garkochen. Abgießen und nebeneinander in eine gefettete Auflaufform legen.
2. Ganze Eier, Sahne und Gewürze mit dem Schneebesen verquirlen oder nur Eiweiße mit der Sojasahne und den Gewürzen. Die Mischung über den Chicorée gießen. Käse darüber streuen und das Ganze im Backofen circa 20-30 Minuten bei 180 Grad Umluft, bis es stockt und der Käse eine leichte braune Farbe hat, überbacken.
Mit Dinkelbaguette S. 16 zum Abendessen!

BUCHWEIZEN-PFANNKUCHEN

<u>Zutaten</u>
100 g Buchweizenmehl
200 g Dinkelmehl (oder Weizenmehl)
1 TL Salz
1 Prise Zucker
20 g Trockenhefe
1/4 Liter Milch
1/8 Liter Wasser
2 Eier
50 g flüssige Butter

1. Alle Zutaten, außer dem Eiweiß, mit dem Handrührgerät mischen und eine Stunde gehen lassen.
2. Eiweiß zu Schnee schlagen und unter den Teig ziehen.
3. Pfanne mit Butter erhitzen. Teig für einen Pfannkuchen hineingeben und mit aufgesetztem Deckel bei geringer Hitze aufsteigen lassen. Danach ohne Deckel hellbraun backen.

Man reicht eine Soße dazu:

Einen Becher saure Sahne, einen halben Becher Crème fraîche, ein Bund Dill oder Kerbel klein gehackt, Salz, Pfeffer mit dem Schneebesen zu einer cremigen Soße verrühren.

Tipp

Ich serviere entweder ein Zucchini-Tomaten-Gemüse, frische geschmorte Pilze oder ein Lauchgemüse dazu. Lecker!

Spätzle vegan

<u>Zutaten</u>
400 g Dinkel- oder Weizenmehl
circa 250 ml Wasser oder Sojamilch
1/2 TL Salz

1. Mehl, Salz und Wasser zu einem weichen, nicht zu flüssigen Teig verrühren.

2. Den Teig durch eine Spätzlepresse oder -hobel in reichlich kochendes Salzwasser drücken. Kurz aufkochen lassen und sofort mit einem Sieblöffel herausnehmen.

Tipp

Wenn man die Wassermenge für den Spätzleteig leicht erhöht, kann man noch Maisgrieß dazugeben. Die Spätzle werden dann schön gelb. Oder Sie reiben eine Karotte sehr fein und mischen sie unter den Teig!

Schnell sind traditionelle Spätzle gemacht, wenn man 3-4 Eier und Milch hinzufügt.

Ich schichte die fertigen Spätzle mit geriebenen Emmentaler und Greyerzer Käse in eine Auflaufform und verteile über alles kross gebratene Zwiebeln. Dazu gibt es Salat!

MAISFLADEN gefüllt mit Mangold und Schafskäse

Zutaten

1 Päckchen Trockenhefe
300 g Maismehl, 150 g Dinkelmehl
5 EL Sesamöl
Salz, Pfeffer, Paprika
2-3 Schalotten
400 g Mangold, 3 große Tomaten
150 g Schafskäse
1 EL Sesam
2 EL Tomatenmark
50 g getrocknete Pflaumen

1. Maismehl, Dinkelmehl, Trockenhefe, 150 ml lauwarmes Wasser, 1 EL Öl und Salz zu einem glatten Teig kneten. Zugedeckt an einem warmen Ort circa 30 Minuten gehen lassen.
2. Schalotten fein würfeln, mit Öl in einer Pfanne andünsten. Mangold waschen, in Streifen schneiden und in wenig Salzwasser 5 Minuten kochen.

3. Eine Tomate klein würfeln. Mit den Schalotten und dem Mangold mischen. Abschmecken mit Gewürzen. Zerbröselten Schafskäse dazugeben. Sesam beimengen. Teig in 8 Portionen teilen. Auf einer bemehlten Arbeitsfläche circa 20 cm große Kreise ausrollen. Mit der Füllung bestreichen, zuklappen und die Ränder vorsichtig andrücken.
4. Die Maisfladen auf ein mit Backpapier belegtes Backblech verteilen. Bei 160 Grad Umluft circa 25 Minuten backen.

Dip: Tomaten in kleine Würfel schneiden, Pflaumen klein hacken. Zwei EL Öl erhitzen, Schalotten und Tomaten anschwitzen. Tomatenmark und Pflaumen dazugeben. Fünf Minuten köcheln lassen. Mit Salz und Pfeffer abschmecken.

Die Fladen können auch kalt gegessen werden und sind ideal für ein Picknick! Wer es mit Hackfleisch noch füllen möchte, 300 g Rinderhack mit den Schalotten zu Beginn anbraten, dann wie beschrieben fortfahren.

ARTISCHOCKEN

überbacken (vegetarisch)

Zutaten
8 frisch gekochte Artischockenböden oder aus dem Glas
100 g Frischkäse oder Quark
150 g Roquefort
evtl. Räuchertofu (wenn Sie mögen)
2 EL Creme fraîche oder saure Sahne (fettreduziert)
Salz, schwarzer Pfeffer
2 Tomaten (geschält, entkernt und gewürfelt)
3 EL Pinienkerne oder Mandelblättchen

1. Die gekochten oder küchenfertigen Artischockenböden

nebeneinander in eine flache ausgefettete Auflaufform legen.

2. Den Roquefort durch ein Sieb streichen. Mit dem Frischkäse, der Creme fraîche und mit Pfeffer, einer Prise Salz vermischen.
3. Tomatenwürfel auf die Artischockenböden verteilen. Mit gewürfeltem Räuchertofu belegen.
4. Mit der Roquefortsauce überziehen. Pinienkerne oder Mandelblättchen darüber streuen.
5. Im Backofen circa 20 Minuten bei 160 Grad Umluft überbacken.

Tipp

Dieses Gratin können Sie auch als Hauptspeise genießen. Dazu reiche ich einen grünen gemischten Salat und Baguette!

Pellkartoffeln passen ebenfalls gut dazu. Natürlich auch Fleisch oder Fisch.

BOWL mit Wintergemüse I MEAL PREP

<u>Zutaten</u>
200 g Möhren
2 Knollen rote Bete
1 Dose oder selbst gekochte Kichererbsen
250 g Hirse oder Quinoa
5 EL Olivenöl
1 EL MTC-Öl (Kokosöl)
Salz, bunter Pfeffer
30 ml Himbeeressig (nehme den aus dem Unverpackt-Laden)
1 TL Honig
1 Orange
½ Zitrone
150 g Schafskäse
1 Handvoll ganze Mandeln

1. Gemüse schälen und in Stücke schneiden. Backofen vorheizen auf 180 Grad Umluft.
2. Gemüse salzen und mit 3 EL Olivenöl vermengen und für circa 30-40 Minuten im Backofen rösten.
3. Hirse oder Quinoa zubereiten und warmhalten.

4. Parallel Kichererbsen kochen und ebenso warmhalten, sollten Sie keine aus der Dose nehmen.
5. Dressing herstellen aus: 2 EL Olivenöl und 1 EL MTC-Öl, Essig, Saft einer Orange und Honig. Verrühren und mit buntem Pfeffer und Salz abschmecken.
6. Avocados schälen und in Spalten schneiden. Mit ausgepresstem Zitronensaft beträufeln.
7. Schafskäse zerbröseln. Mandeln zerkleinern.
8. Gemüse mit Hirse/Quinoa, Kichererbsen, (evtl. Salat) und Avocados auf 4 Schüsseln verteilen. Schafskäse und Dressing darüber geben. Mit Mandeln bestreuen.

SPINAT-KÄSE-MUFFINS

Zutaten
200 g frischer oder tiefgekühlter Spinat
100 g Paprika
50 g Limburger
200 g Dinkelmehl, 2 TL Backpulver
50 g geriebener Parmesan
1 Ei
3 EL Olivenöl
200 ml Buttermilch

1. Spinat auftauen und ausdrücken. Frischen Spinat kurz blanchieren und ausdrücken. Dann klein schneiden.
2. Mehl, Backpulver, Ei, Öl, Parmesan und Buttermilch mit dem elektrischen Handrührgerät auf kleinster Stufe mischen.
3. Paprika waschen und würfeln, ebenso den Limburger in Würfel schneiden. Beide Zutaten unter die Mehlmischung rühren. Zum Schluss den Spinat daruntermischen.
4. Ich arbeite das Gemüse mit den Händen unter. Die Masse passt etwa in 10–12 Muffinförmchen. Nach dem Füllen bei 180 Grad Umluft circa 12-15 Minuten backen.

Tipp

Schnell, preiswert und lecker!

Sie können anstatt des Limburger Käses gerne auch Greyerzer Käse oder Appenzeller nehmen.

BRATLINGE mit Kichererbsen & Schafkäse

<u>Zutaten</u>
1 Dose Kichererbsen (circa 300-350 g)
2 Möhren
20 g gehackte frische oder gefrorene Petersilie
150 g Schafskäse
2 Eier
1 TL Speisestärke
Schwarzer Pfeffer, Korianderpulver, gemahlener Kümmel (selbst entscheiden welche Menge)
Rapsöl zum Ausbacken

1. Kichererbsen in einem Sieb kalt abwaschen und gut abtropfen lassen. Anschließend mit dem Pürierstab breiig pürieren.
2. Möhren schälen und grob raspeln. Petersilie waschen und klein hacken. Schafskäse zerbröseln.
3. Alles miteinander vermengen. Eier, Mehl und die Speisestärke hinzufügen, würzen und alles gut vermischen. In einer Pfanne circa 0,5 cm hoch Öl erhitzen. Aus etwa 2 EL Teigmasse geformte Bratlinge ausbacken. Von beiden Seiten 5-7 Minuten. Sie sollten eine goldene Farbe bekommen.
4. Nach dem Backen kurz auf einen mit Küchenpapier ausgelegten Teller legen, damit noch etwas Öl aufgesaugt wird.

Zutaten des Grundrezept austauschbar!
(Foto S. 62)

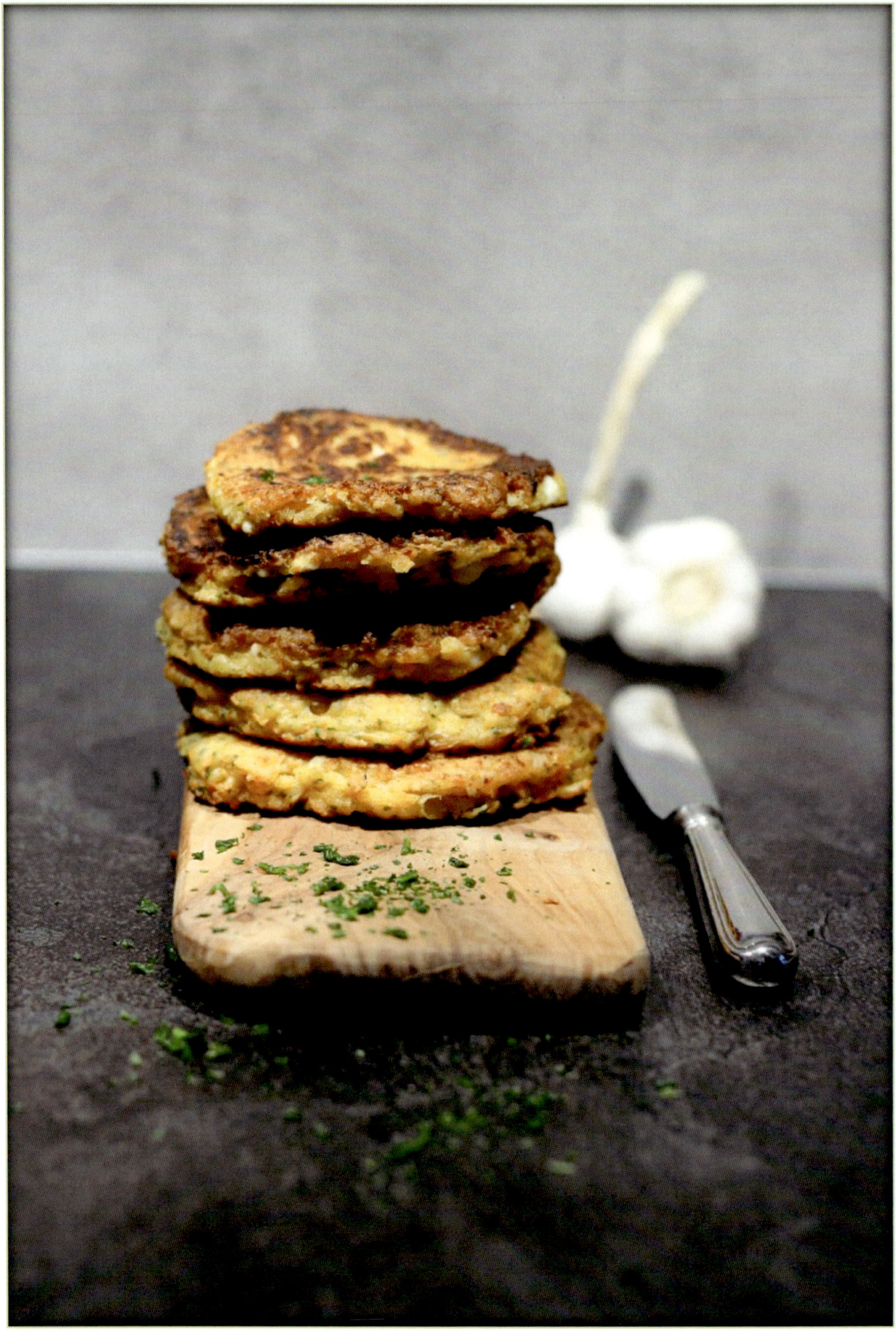

Fisch & Meeresfrüchte

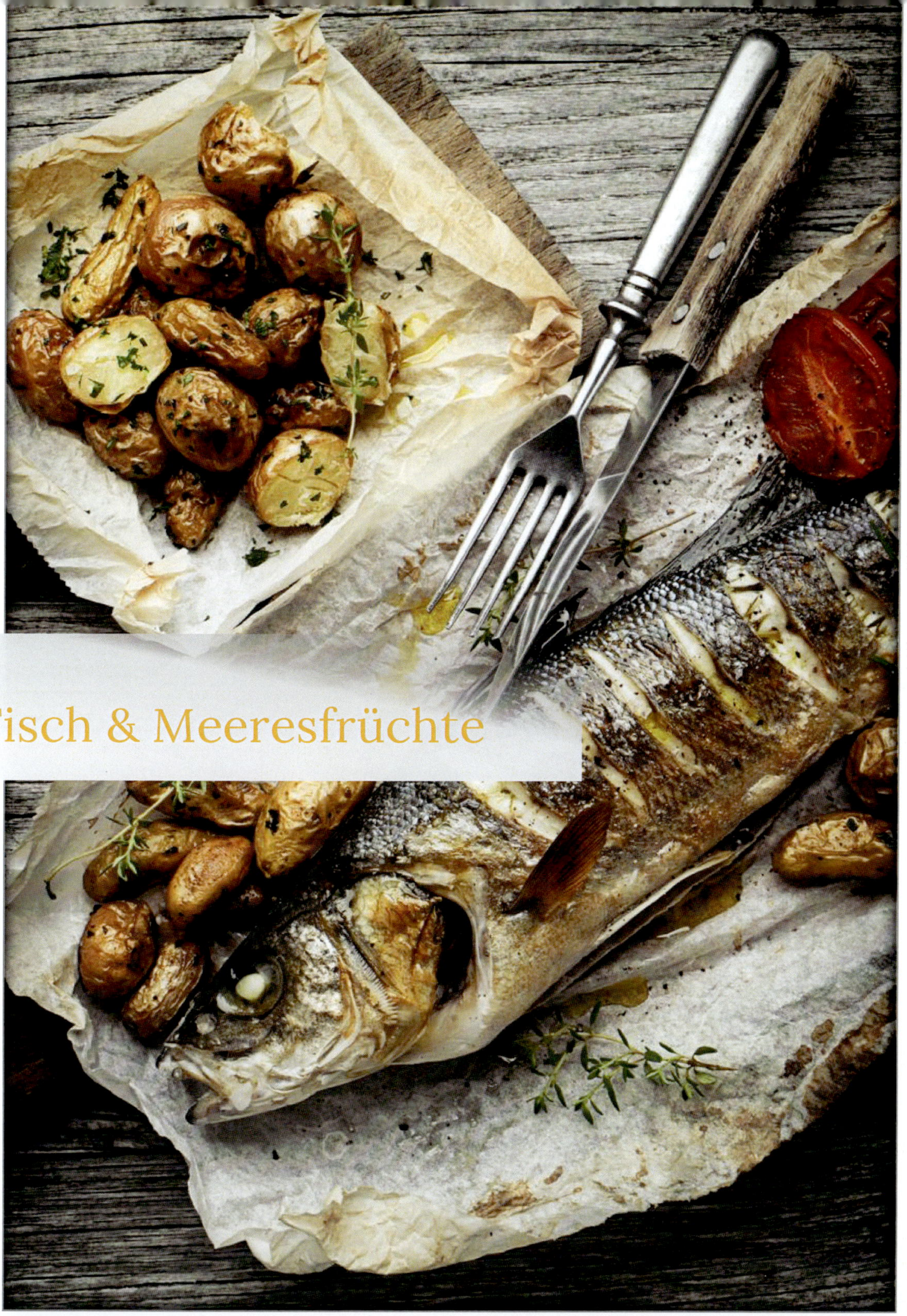

FORELLE oder DORADE "eingepackt"

(Foto S.63)

Zutaten

4 küchenfertige Forellen oder Doraden (Kaufen Sie den Fisch frisch und lassen Sie ihn ausnehmen!)
Butter oder vegane Margarine (wer möchte)
1 - 2 Zitronen
1 Bund Petersilie
2 Knoblauchzehen
2 rote Zwiebeln
1 Karotte
Salz, schwarzer Pfeffer, Paprikapulver
Olivenöl
Backpapier /Schnur

1. Fisch sehr gut unter fließendem Wasser säubern, damit nichts mehr im Bauch vorhanden ist und kein Blut mehr herauslaufen kann. Mit Küchenpapier trocken tupfen, auch das Innere des Bauches.
2. Vier gleich große Stücke Backpapier zuschneiden, auf ein Backblech legen und mit etwas Olivenöl beträufeln.
3. Fische mit Salz, Pfeffer und Paprika würzen und auf das Papier legen. In den Bauch der Forellen bzw. Doraden kleingehackte Zwiebeln, Knoblauch, Petersilie und Karotten legen, nicht zu viel, den Rest der Mischung über jeden Fisch verteilen.
4. Zitronen in Scheiben max. 2 Stück pro Fisch dazu legen. Nach Belieben ein paar Butterflöckchen auf den Fisch verteilen – wird dann aber sehr kalorienreich und fettig!
5. Anschließend falten Sie das Backpapier von jeder Forelle/Dorade zu einem länglichen Päckchen und verschnüren es an beiden Enden.
6. Im vorgeheizten Backofen bei 160 Grad Umluft 12-15 Minuten garen. Sie müssen aber unbedingt nach dieser Zeit ein Päckchen vorsichtig öffnen

und das Garende überprüfen. Ansonsten noch weitere 5-10 Minuten garen. Nicht zu lange, sonst wird der Fisch zu trocken!

Tipp

Servieren Sie den Fisch "eingepackt", sieht wunderschön aus und duftet beim Öffnen köstlich. Dazu passen Baguette oder Ofenkartoffeln und ein grüner Salat, oder ein Gemüse.

ZANDERFILET & Gemüselinguine mit Sesamkruste

Zutaten

4 Zanderfilets à 150-200g (küchenfertig ohne Haut)
Salz, schwarzer Pfeffer
etwas Zitronenpulver
Sesamkörner
Sojamilch (oder andere)
(1 Ei statt Milch, wer unbedingt möchte)
200 g junge Karotten (in dünne lange Streifen schneiden)
200 g Zucchini (in dünne lange Streifen schneiden)
½ Bund glatte Petersilie (fein gehackt)
2-3 Knoblauchzehen (gewürfelt)
Olivenöl
etwa 50 ml Orangensaft
Salz, Pfeffer, Chilipulver

1. Zanderfilet trocken tupfen, würzen mit Zitrone, Salz und Pfeffer. In zwei Teller je Sojamilch (oder Ei) und Sesam füllen. Fisch in Milch und dann in Sesam wenden. Anschließend im heißen Rapsöl anbraten. Es sind nur wenige Minuten notwendig.
2. Parallel den Knoblauch in Olivenöl (nicht zu heiß) anschwitzen. Gemüse dazugeben und 1-2 Minuten kräftig anbraten. Mit Orangensaft ablöschen und kurz köcheln. Abschmecken mit Salz, Pfeffer und Chilipulver.
3. Auf den Tellern anrichten und mit etwas Petersilie oder sonstiger Gemüsegarnitur servieren.

4. Hierzu serviere ich Kartoffeln oder Bandnudeln, aber mir alleine reicht es oft auch ohne Beilagen. Somit spare ich mir zusätzliche Kalorien. Gebratene Garnelen passen auch dazu!

JAKOBSMUSCHELN raffiniert überbacken

(Foto S. 68)

<u>Zutaten</u>

4 Jakobsmuscheln (frisch oder gefroren)
100 – 150 g frische Champignons
180 g Krabben
1EL frische Petersilie
2 kleine Zwiebeln, 1 Knoblauchzehe
1 EL Mehl
80 g Butter
100 ml Sahne
Emmentaler gerieben
Salz, Pfeffer
etwas Weißwein

1. Die Muscheln in einem Topf mit Gemüse- oder Fischfond circa 10 Minuten, nicht länger, ziehen lassen. Abkühlen.
2. Die Jakobsmuschel in Muschelformen oder kleine Auflaufförmchen legen. Die geputzten Pilze und Krabben um die Muscheln anrichten.
3. In einem kleinen Topf Butter, klein geschnittene Zwiebeln und Petersilie anschwitzen. Einen EL Mehl dazugeben, umrühren, mit etwas Wein ablöschen. Mit dem Muschelsud auffüllen bis es eine sämige Soße wird. Sie sollte nicht zu flüssig werden!
4. Soße über die Muscheln geben. Geriebenen Käse und ein paar Butterflöckchen drüberstreuen. Im
5. Backofen bei 160-180 Grad 10-15 Minuten hellbraun backen. Noch heiß mit Baguette servieren.

Mein Rezept gilt für 4 Personen als Vorspeise. Mit zwei Jakobsmuscheln pro Person serviere ich es als leckeres Abendessen.

MIESMUSCHELN

beschwipst

(Foto S. 68)

Zutaten

1,5-2 kg frische Miesmuscheln
½ Liter halbtrockener Weißwein
1 Zwiebel, 1 Knoblauchzehe
1 Karotte, 1 kleine Stange Lauch
1 kleines Bund glatte Petersilie
Salz, schwarzer Pfeffer
1 Lorbeerblatt, 2 Wacholderbeeren

1. Zwiebel, Knoblauch und Gemüse klein schneiden: Lauch in dünne Scheiben, Karotten und Zwiebeln würfeln, Knoblauch durch die Presse, Petersilie klein hacken. Alle Zutaten in einem großen Topf in Öl
2. oder Butter anschwitzen. Mit Weißwein ablöschen. Wem es zu viel Weißwein ist, der kann auch hälftig mit Gemüsebrühe ablöschen. Den Sud etwa 10-15 Minuten auf kleiner Flamme ziehen lassen.
3. Dann Hitze erhöhen und die Muscheln dazu geben. Immer wieder umrühren, damit die Muscheln sich entfalten können. Sobald sie sich öffnen, sind sie gar und sollten heiß serviert werden.

Tipp

Wir haben Muscheln in meiner Kindheit immer am Meer während unseres Urlaubs bei einem Fischer fangfrisch gekauft. So kamen wir auch an das Rezept.

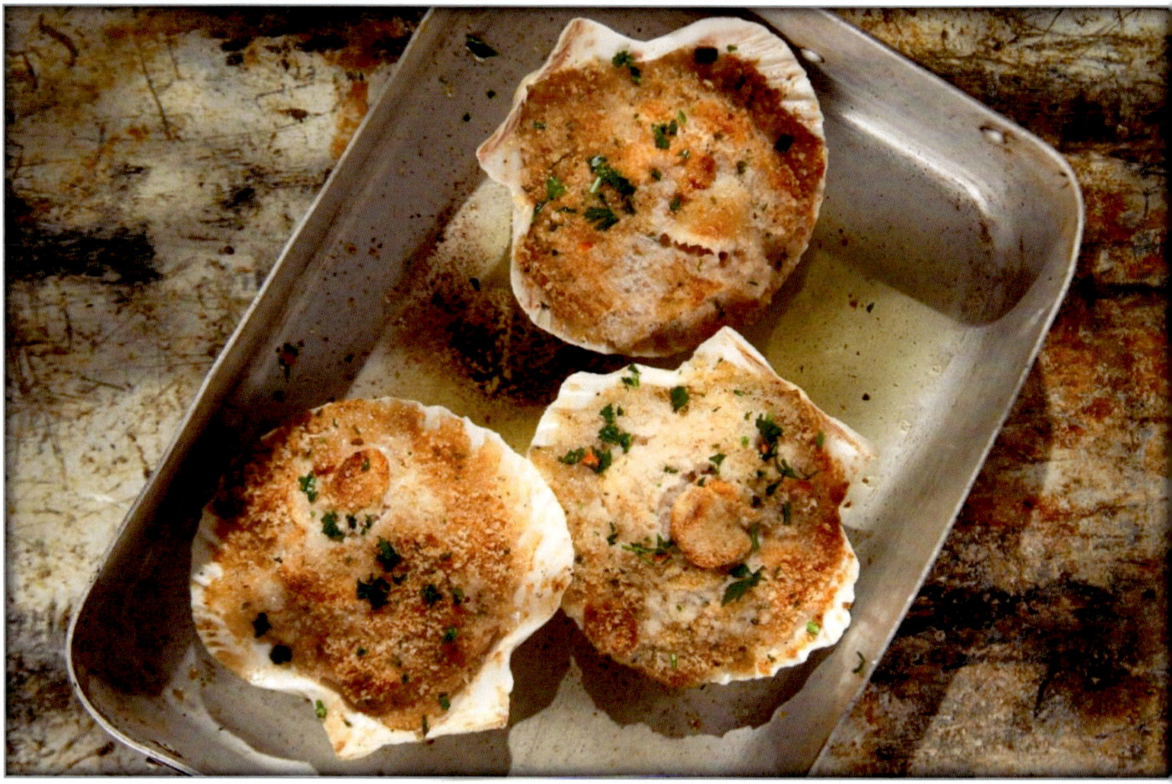

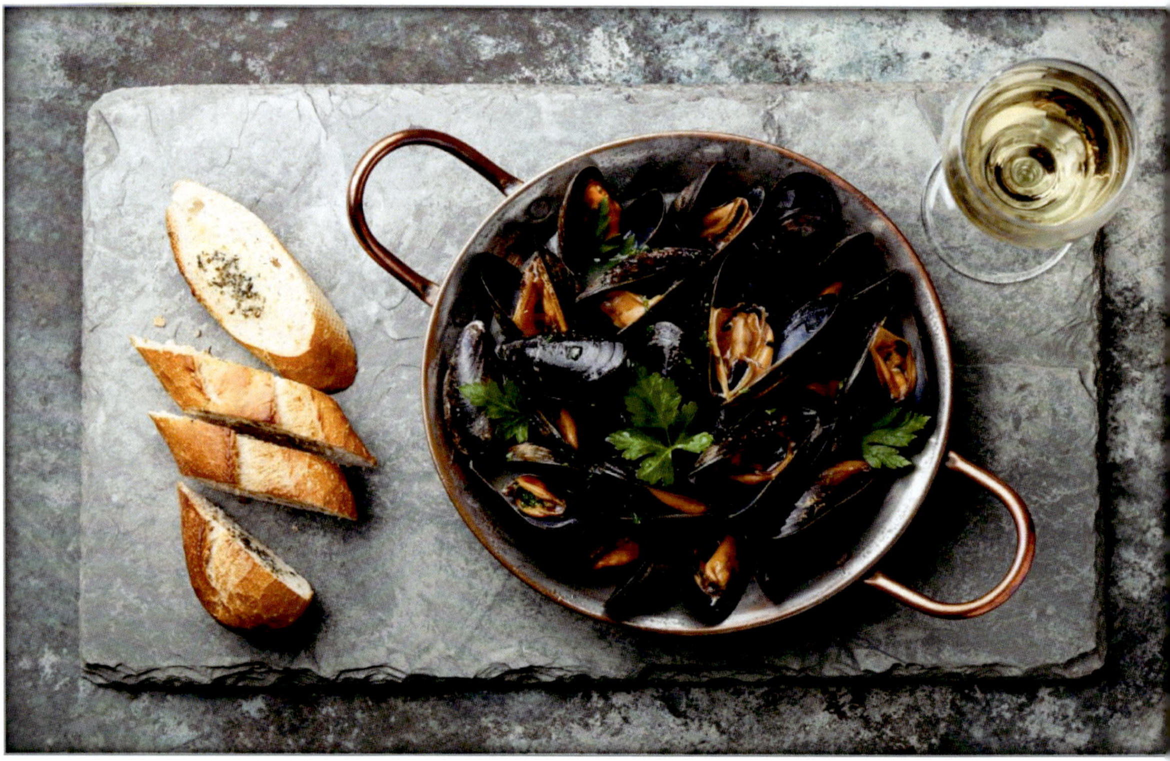

LACHS-Spargel-Quiche

<u>Zutaten</u>
1 Packung Blätterteig
500 g grüner Spargel
250 ml Schlagsahne
2 Eier
250 g geräucherter Lachs
2 EL Rucola fein gehackt
1 TL Meerrettich aus dem Glas
Salz, schwarzer Pfeffer

1. Spargel waschen, schälen und in Wasser mit je 1 Prise Salz und Zucker bissfest kochen.
2. Blätterteig ausrollen und in eine gefettete Tarteform Ø 26 cm legen.
3. Lachs klein schneiden.
4. Sahne, Eier und Gewürze mit dem Schneebesen verrühren.
5. Spargel strahlenförmig auf dem Blätterteig anrichten. Rucola und Lachs dazwischen verteilen.
6. Sahnemasse über das Ganze gießen. Bei 180 Grad Umluft, Unter-/Oberhitze 200° circa 25-30 Minuten backen.
7. Lauwarm servieren.

Tipp

Diese Quiche ist ideal für einen Brunch oder ein Buffet. Auch ein tolles Mitbringsel!

Gebratener Spargel mit Bandnudeln & LACHS

<u>Zutaten</u>
300 g Bandnudeln
400 g grüner oder weißer Spargel
300 g Lachsfilet
1 ausgepresste Zitrone
100 ml Weißwein
150 g Mascarpone (oder frische Schlagsahne)
1 Knoblauchzehe gepresst, wer mag!
Salz, schwarzer Pfeffer
Butter

1. Lachsfilet mit Zitronensaft beträufeln und in

mundgerechte Würfel schneiden.
2. In Butter braten. Warm stellen.
3. In der Zwischenzeit Nudeln in Salzwasser al dente kochen.
4. Grünen Spargel waschen und nur die Enden abschneiden, schräg in Stücke schneiden. Weißen Spargel waschen, schälen und Enden abschneiden. Ebenso schräg in Stücke schneiden. Sie können auch gerne je 200 g von beiden Spargelsorten verwenden. In Butter wird der Spargel und eventuell der Knoblauch gebraten, vorsichtig beim Anbraten, dass er nicht braun wird!
5. Ablöschen mit Weißwein, köcheln lassen, eventuell noch etwas Gemüsebrühe dazugießen, je nach Flüssigkeitswunsch.
6. Mascarpone hinzufügen, gut mischen und mit Salz und Pfeffer würzen. Nudeln in eine große Porzellanschüssel geben, Sauce darüber und den warmen angebratenen Lachs, vorsichtig mischen. Sofort servieren.

Gehobelter Parmesan nach Belieben!

LACHS mit Kräuterkruste & eingelegten Möhren

<u>Zutaten</u>
4 Lachsfilets
2 Eier
Je ein Bund Dill und Kerbel
5 EL Polenta (Maisgrieß)
4 EL Olivenöl
30 g frischer Ingwer
4 Knoblauchzehen
100 ml Weißwein
500 ml Orangensaft
8 EL Honig
10 bunte Pfefferkörner
5 Lorbeerblätter
2 Bund Frühkarotten
Salz, Pfeffer

1. Ingwer mit Schale in Scheiben schneiden,

Knoblauch schälen, auch in Scheiben.

2. Essig, Orangensaft, Honig, Ingwer, Pfefferkörner, Lorbeerblätter und Knoblauch aufkochen. Möhren schälen, etwas Grün stehen lassen und in die Marinade legen. Zehn Minuten garen. Abkühlen und einen Tag ziehen lassen!
3. Für die Kräuterkruste: Eier verrühren und in einen tiefen Teller füllen. Kräuter abzupfen und fein hacken. Dann mit der Polenta mischen.
4. Lachsfilets mit Salz und Pfeffer würzen, in Ei wenden, dann in der Polentamischung. Die Panade gut andrücken.
5. Öl in einer Pfanne erhitzen und Fischstücke rundherum 6-8 Minuten braten. Möhren im Sud erhitzen und mit dem Lachs servieren.

LACHS mit Spinat auf geröstetem Bete-Salat

Zutaten

4 Lachsfilets mit Haut à 150g
1 Zitrone
Salz, schwarzer Pfeffer
1 TL Kümmelsamen
150 g Creme fraîche
Olivenöl
300 g frischer Spinat (gewaschen, geputzt und in große Streifen geschnitten)
1-2 EL Butter oder Margarine

Betesalat

600 g frische rote Bete (gewaschen und geputzt)
1 Bund Schnittlauch in Röllchen geschnitten
1 Bund Dill fein gehackt, Blüten gezupft
1 rote Zwiebel geschält, in Ringe geschnitten
Rotweinessig
Olivenöl

1. Ganze Knollen der roten Bete in Salzwasser, mit einem Spritzer Zitrone, Lorbeerblatt und 5 Wacholderbeeren garkochen.

2. Creme fraîche, ½ TL Salz und 1 TL ausgepresster Zitronensaft verrühren, kaltstellen.
3. Gegarte Bete nach Abkühlen schälen und in Spalten schneiden.
4. Schnittlauch, Dill (einen Teil davon mit den Dillblüten zum Garnieren beiseitestellen) und Zwiebelringe in eine Schüssel geben. Mit einer Prise Salz und Pfeffer würzen. Mit 1-2 EL Rotweinessig und derselben Menge Olivenöl beträufeln. Gut mischen. Durchziehen lassen.
5. Lachsfilets mit Salz, Pfeffer und Olivenöl einreiben. Pfanne mit Rapsöl erhitzen und Fisch mit der Hautseite nach unten anbraten (circa 3-5 Min.) bis er knusprig ist, wenden und sehr kurz anbraten. Herausnehmen und im Backofen warm stellen.
6. In die Pfanne den Spinat geben, ebenso etwas Dill, Kümmelsamen und eine Prise Salz. Ab und zu wenden. Ist der Spinat nach 4-5 Minuten in sich zusammengefallen, Pfanne vom Herd nehmen. Butter und Saft einer halben ausgepressten Zitrone über den Spinat verteilen, mischen.

Anrichten: Bete-Salat auf vier Teller verteilen (eventuell etwas zum späteren Nachreichen beiseitestellen). Den Spinat mit Fisch zusammen anrichten. Bratfonds darüber träufeln. Mit Dill bestreuen und mit wenig Olivenöl beträufeln. Abschließend einen Klecks Creme fraîche auf den Spinat geben. Sofort servieren.

Tipp

Mit Baguette oder Hirse servieren. Mit roten gegarten Linsen als weiterer Farbtupfer - super lecker!

ROTBARSCH mit Petersilienkruste

Zutaten
400 g Rotbarschfilet (ersatzweise Kabeljaufilet)
40 g Laugenbrötchen (vom Vortag)
6-8 Stängel Petersilie
1 EL Feigensenf
1-2 EL Sonnenblumenöl
1-2 EL Saft einer Zitrone
Salz, schwarzer Pfeffer, Paprika edelsüß

1. Laugenbrötchen fein zerbröseln. Petersilie waschen, klein schneiden. Etwas Petersilie beiseitestellen zum Bestreuen der Karotten (als Beilage beispielsweise).
2. Senf, Zitronensaft, Öl, Brösel und Petersilie mischen.
3. Fischfilet abspülen und mit Küchenpapier trocken tupfen. In entsprechende Portionen schneiden. Die Brösel-Mischung auf dem Fisch verteilen, andrücken. Die Stücke in eine mit Butter gefettete Auflaufform legen.
4. Im vorgeheizten Backofen ca. 10-12 Minuten bei 180 Grad Umluft backen.

Tipp

Zu diesem Fischgericht reiche ich Salzkartoffeln. Diese mit der restlichen Petersilie bestreuen, dazu ein Gemüse Ihrer Wahl oder ein Blattsalat.

Anstatt Öl können Sie auch Butter verwenden. Die Laugenbrösel habe ich schon durch Hirseflocken oder Sesam ersetzt. Schmeckt lecker und ist gesund.

SEEZUNGE unter einer Blätterteighaube

Zutaten
2 Seezungenfilets à 400 g
100 g frische Champignons
300 g Blätterteig

1 Glas Hummersauce
Butter
Salz, weißer Pfeffer
1 kleiner Zweig Estragon
2 Eigelbe zum Bestreichen

1. Hummersauce mit dem Estragonzweig in einem Topf kurz aufkochen und abkühlen lassen.
2. Seezungen empfehle ich küchenfertig zu kaufen! Ansonsten müssen Sie den Fisch enthäuten, filetieren, abwaschen, trocken tupfen. Den Fisch schräg in Portionen schneiden und kühl stellen.
3. Champignons putzen und in Scheiben schneiden.
4. Blätterteig auf einer bemehlten Unterlage in der Größe der Form (Ø 28 cm) ausrollen und Teigplatte mit Rand ausradeln. Teig dann in die mit Butter ausgefettete Auflaufform legen, Rand andrücken.
5. Champions, Fisch, Salz und Pfeffer mischen und in die Form füllen. Hummersauce ohne Estragonzweig über den Fisch gießen.
6. Von dem restlichen Teig nochmals eine Teigplatte ausrollen und über die Fisch–Champignon-Masse legen, mit Eigelb bestreichen.
7. Mit dem restlichen Teig Streifen oder Fischchen ausradeln, auf die Teigplatte legen, auch bestreichen. Mit einem Spieß Löcher rein stechen.
8. Im Kühlschrank eine Stunde ruhen lassen.
9. Anschließend bei 220 Grad im vorgeheizten Backofen 12-15 Minuten backen. Mit Umluft bei 200 Grad 15-20 Minuten.

Tipp

Hierzu serviere ich einen bunten oder grünen Salat, je nach Jahreszeit, oder Gemüse.

►►Fettfische und Fettsäuren

wie Forellen, Makrelen, Heringe, Sardinen, Lachs, oder Thunfische sind reich an Omega-3-Fettsäuren.

In Fischen befinden sich die Eicosapentaensäure (EPA) und Docosahexaensäure (DHA) als wichtige Omega-3-Fettsäuren. Zu den pflanzlichen Omega-3-Fettsäuren zählen unter anderem die alpha-Linolensäure (ALA).

Vergleich der Inhaltsstoffe zwischen 100 g Chiasamen und Leinsamen, um die verschiedenen Fettsäuren besser zu verstehen. Folgende Nährstoffe und Vitamine decken Chia-/Leinsamen ab:

	Chiasamen*	Leinsamen*
Protein (g)	16,5	22,0
Fett (g)	30,7	36,5
gesättigte Fettsäuren[1] (g)	3,33	3,60
einfach ungesättigte Fettsäuren[2] (g)	2,31	7,16
mehrfach ungesättigte Fettsäuren[3] (g)	23,67	25,37
α-Linolensäure[4] (g)	18,0	20,0
Linolsäure[5] (g)	6,0	5,0

Omega-6 zu Omega-3	1:3	1:4
Vitamin A (IE)	54,0	0
Vitamin D (mg)	0,028	0,028
Vitamin E (mg)	0,5	16,0
Kalium (mg)	407,0	731,0
Kalzium (mg)	631,0	206,0
Magnesium (mg)	335,0	323,0
Eisen (mg)	7,7	6,75
Zink (mg)	4,6	4,17
Ballaststoffe (g)	18-27	22,7
Spurenelemente: Kupfer, Phosphor, Selen, Mangan		

[1]**Gesättigte Fettsäuren** müssen dem Organismus nicht von außen zugeführt werden, d.h. sie werden problemlos endogen im Körper hergestellt. Die gesättigten Fettsäuren sind überwiegend in tierischen Nahrungsmitteln zu finden, aber auch in Kokos- oder Palmöl.

[2]**Einfach ungesättigte Fettsäuren** sind beispielsweise in der Avocado und pflanzlichen Ölen wie dem Olivenöl enthalten. Sie besitzen protektiven Charakter im Hinblick auf den Blutcholesterinspiegel, indem sie einen „unerwünscht" hohen LDL-Wert herabsenken und können somit als gesunde Fette bezeichnet werden.

[3]**Mehrfach ungesättigte Fetfsäuren**, zu denen wir Omega-6- und Omega-3-Fettsäuren zählen, sind für uns essenziell in der Aufnahme, wobei insbesondere auf die Zufuhr an Omega-3-Quellen zu achten ist.

Die 3-fach ungesättigte O-mega-3-Fettsäure Alpha-Linolensäure (ALA) zählt zu den essenziellen Fettsäuren. Das bedeutet: Unser Körper kann diese Fettsäure nicht selber herstellen und muss sie daher in ausreichender Menge mit der Nahrung aufnehmen.

[4]**α-Linolensäure**: Die Omega-3-Fettsäure Alpha-Linolensäure wird im Körper in Eikosapentaensäure (EPA) und Dokosahexaensäure (DHA) umgewandelt. Von Natur aus kommen EPA und DHA vor in (fettem) Fisch, in Krill oder in Algen. Besonders reich an ALA sind pflanzliche Öle wie Leinöl, Hanföl, Rapsöl und Sojaöl, wobei Leinöl mit mehr als 50% den höchsten Gehalt aufweist. Außerdem befindet sich ALA in grünem Blattgemüse, Walnüssen, Weizenkeimen und Leinsamen sowie in einigen Wildkräutern und in Wildbeeren. Schon mit 2-3 Esslöffel Leinöl lässt sich der tägliche Bedarf an ALA decken.

[5]Linolsäure

(LA = Linoleic Acid) ist eine mehrfach ungesättigte Fettsäure, die wir mit der Nahrung zu uns nehmen. Sie oxidiert schnell und dieser chemische Prozess lässt freie Radikale entstehen, was zu Entzündungen führen kann. Die Omega-6-Fettsäure Linolsäure kommt bei unserer westlichen Ernährungsweise am häufigsten vor. Sie wird in unserem Körper in Gamma-Linolensäure (GLA) und Arachidonsäure (AA) umgewandelt.

Ideal ist ein Fettsäure-Verhältnis von Omega-3 zu Ome-ga-6 zwischen 1:1 und 1:5

[1,2,3,4,5] Quelle: ecodemy.de (Je nach Hersteller variieren die Inhaltsstoffe)

Kuchen & Süßes

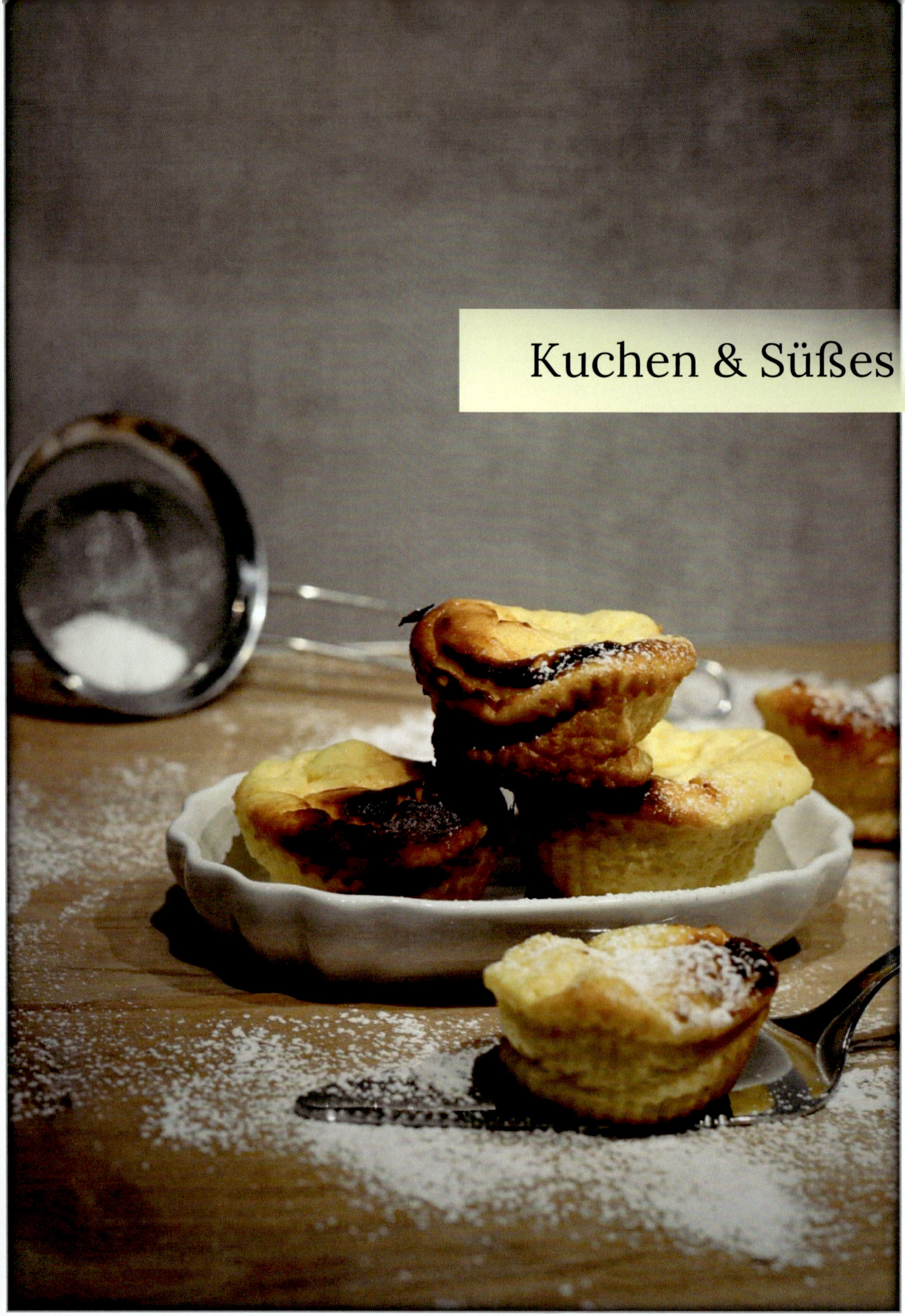

Käsekuchen-MUFFINS

> fettarm und für 12 Muffins

(Foto Seite 78)

Zutaten

160 g Zucker oder Zuckerersatz
2 EL Grieß oder Semmelbrösel
2 Eier
1 Päckchen Vanillepudding
600 g Magerquark
5 TL Öl

1. Quark, Eier und Öl mit dem elektrischen Handrührgerät verrühren und dann Zucker, Puddingpulver und Grieß dazugeben. Alles gut verrühren.
2. Den Käsekuchenteig in die Muffin-Förmchen gießen. Bei 180 Grad circa 25-30 Minuten backen.

Marry`s KÄSEKUCHEN

Zutaten

200 g Dinkelmehl (je nach Ernährungsform)
2 TL Backpulver
2 Prisen Salz
200 g Butter
300 g Zucker (ich nehme weniger)
1 Päckchen Vanillinzucker (ich nehme Vanillekonzentrat)
4 Eier
500 g Magerquark
250 g Schmand
250 ml Rahm Cremefine zum Kochen
1 Päckchen Vanillepudding

1. Mehl mit Backpulver mit einer Prise Salz mischen. Dazu gibt man 100 g Butter, 75 g Zucker und 1 Ei. Mit den Knethaken des elektrischen Handrührgeräts zu einem glatten Teig verkneten.
2. Springform fetten und mit Semmelbrösel bestreuen. Überschüssige Brösel herausklopfen. Teig in die Form drücken, dabei einen 2 cm hohen Rand formen. Kaltstellen.
3. Backofen auf 160 Grad Umluft vorheizen. 100 g Butter bei kleiner Hitze im Topf schmelzen. 3 Eier trennen; Eiweiße kühlen.

Eigelbe mit der zerlassenen Butter, 150 g Zucker, Puddingpulver und Vanillinzucker schaumig schlagen. Dann Quark, Schmand und Cremefine unterrühren. Käsemasse auf den Teig gleichmäßig verteilen.

4. Kuchen circa 60 Minuten backen. Kurz vor Ende der Zeit die Eiweiße mit 1 Prise Salz und 75 g Zucker steif schlagen. Auf den Kuchen geben und weitere 10 Minuten backen.
5. Nach 70 Minuten ist der Käsekuchen fertig. In der Form abkühlen lassen, dann erstmal nur den Ring lösen. Nach dem Erkalten genießen!

Sie können das steif geschlagene Eiweiß auch unter die Käsemasse heben, statt als Baiser auf der Käsemasse. Der Käsekuchen wird dadurch sehr locker und schmeckt mir mit dieser Variante ebenfalls sehr gut.

WAFFELN (vegan)

<u>Zutaten</u>

250 g Dinkelmehl, 2 EL Sojamehl
80 g Zucker oder Ersatz
½ TL Vanillepulver
1 Päckchen Backpulver
2 EL Apfelmus
100 g Natur-Sojajoghurt
50 ml Rapsöl
375 ml Sojamilch
½ TL Zimt

1. Alle Zutaten mit dem elektrischen Handrührgerät glatt verrühren.
2. Im Kühlschrank circa 30 Minuten ruhen lassen. In das heiße Waffeleisen je einen Schöpflöffel Teig füllen und ausbacken.

Tipp

Dazu kann man pflanzliche Sahne (wenn es schnell gehen soll, fertige Sojasahne aus der Sprühflasche), Nüsse, Ahornsirup und/oder Obst servieren.

SCHOKOLADEN-TORTE

Springform (Ø 18 cm) (Zutaten verdoppeln bei Ø 26 cm)

Zutaten Boden
3 Eier
100 g Zucker
40 g Dinkelmehl
40 g Speisestärke
25 g Kakao
1 gestrichener TL Backpulver
1 Messerspitze Zimt

Zutaten Füllung
250 g frische Schlagsahne
150 g dunkle Kuvertüre
2 EL Rum nach Geschmack
100 g Puderzucker, 50 g Kakao
150 g Butter

1. Eiweiß mit zwei EL kaltem Wasser steif schlagen. Zucker unter ständigem Weiterschlagen einrieseln lassen. Eigelb unterziehen. Mehl, Speisestärke, Backpulver, Zimt,
2. Kakao mischen und vorsichtig unterheben.
3. Den Teig in eine gefettete und mit Mehl bestäubte Springform füllen. Bei Umluft 150 Grad circa 15 Minuten im vorgeheizten Backofen backen.
4. Den Kuchen etwas auskühlen lassen, dann auf einem Kuchengitter Springform entfernen und erkalten lassen.
5. Sahne mit zerkleinerter Kuvertüre im Wasser-bad bei kleiner Hitze unter Rühren aufkochen. Puderzucker unterrühren und erkalten lassen.
6. Weiche Butterflocken mit dem Handrührgerät unter die kalte Schokoladenmasse schlagen. Kuchen waagerecht zweimal durchschneiden (bei einer größeren Springform gerne dreimal). Böden mit Rum beträufeln. Schokoladenbuttermasse auf dem ersten Boden mit entsprechender Menge verstreichen, den nächsten Boden eventuell kleiner schneiden, auf die

Masse legen, genauso verfahren wie vorher. Der Abschluss sollte ein Boden sein. Durch das Kleinerschneiden des 2. und 3. Bodens bekommt die Torte eine Kugelform.

7. Mit der restlichen Buttermasse den Kuchen bestreichen und mit Kakao bestreuen. Im Kühlschrank mehrere Stunden gut kühlen.

Tipp

Wenn ich eine Springform Ø 26 cm nehme, verdopple ich zwar alle Zutaten, aber verwende 6 Eiweiße und nur 4 Eigelbe. *Oder statt der Eigelbe können Sie auch gerne Apfelmus verwenden.*

Ich verziere die Torte in der Mitte mit Kakao und den Rand mit gehobelter Schokolade.

Buchweizentorte

Springform (Ø 26 cm)

Zutaten Boden

6 Eier
150 g Zucker oder Ersatz, wie Erythrit
90 g Buchweizen (ich mahle es selbst mit einer Getreidemühle)
1/2 Päckchen Backpulver

Zutaten Belag

500 g frische Schlagsahne
30 g Zucker, nur bei frischen Preiselbeeren
1 Glas à 125 g Preiselbeeren

1. Eier mit Zucker schaumig schlagen, Mehl und Backpulver unterrühren, in eine ausgefettete Springform (Ø 26 cm) füllen.
2. Bei 175 Grad Unter-/Oberhitze circa. 50-60 Minuten backen.
3. Sahne mit Zucker steif schlagen, Preiselbeeren untermischen und auf dem Kuchen verstreichen. Gut durchkühlen lassen.

Tipp

Sollten die Preiselbeeren gezuckert sein, dann keinen Zucker mehr unter die Sahne mischen. Ich verwende manchmal Schattenmorellen oder Stachelbeeren für die Füllung.

Buttermilch-Biskuit-BRÖTCHEN

<u>Zutaten</u>
150 g kalte Butter und 40 g zerlassene Butter (oder vegane Margarine) zum Bestreichen
1,5 TL Zucker
1 gestrichener TL Salz
500 g Dinkelmehl (oder mit 200 g Reismehl mischen)
2 EL Backpulver
375 ml Buttermilch

1. Mehl, Salz, Zucker und Backpulver in eine Schüssel sieben, kalte zerkleinerte Butter dazugeben und verkneten, bis grobe Streusel entstehen.
2. Buttermilch hineingießen und zu einem weichen Teig verarbeiten. Den Teig auf einem bemehlten Brett circa 3 cm dick ausrollen, mit einem Glas ausstechen und nebeneinander in eine Backform (ca. 23x23 cm Größe) setzen, sodass sie sich berühren.
3. Mit frisch zerlassener Butter bestreichen und bei 180 Grad Umluft circa 25 Minuten goldbraun backen.

Diese Biskuit-Brötchen sind schnell zum Sonntagsfrühstück oder einem Brunch gebacken. Einfach nur köstlich!

DUNKLER BODEN mit Sahne und Erdbeeren

<u>Zutaten für den Boden</u>
3 Eier (ersatzweise 4 EL Apfelmus)
80 g Kokosblütenzucker

100 g gemahlene Haselnüsse oder Mandeln
100 g gemahlene bittere Schokolade (70 - 85 % Kakaoanteil)
1 EL Mandel- oder Dinkelmehl
1 TL Backpulver oder Natron
<u>Zutaten für den Belag</u>
200 ml frische Schlagsahne (ersatzweise Soja- oder Hafersahne zum Aufschlagen)
1 Päckchen Sahnesteif
200 g Frischkäse fettreduziert
500 g frische Erdbeeren
2 Päckchen roten Tortenguss

1. Der Reihenfolge nach, die Zutaten, einen Teig rühren. Dann in eine mit Butter und Weckmehl ausgefettete Springform (Ø 26 cm) geben und bei Heißluft 170 Grad circa 20-25 Minuten backen. Am besten mit einem Holzstäbchen kontrollieren, ob kein Teig mehr kleben bleibt. Auskühlen lassen.
2. Die Springform entfernen und den Kuchenboden auf eine Tortenplatte legen. Einen Tortenring um den Boden spannen.
3. Sahne oder Pflanzensahne mit Sahnesteif steif schlagen. Vorsichtig Frischkäse unterziehen. Die Masse auf dem Kuchenboden streichen. Erdbeeren auf die Sahnemasse verteilen.
4. Tortenguss nach Packungsanleitung kochen. Etwas abkühlen lassen und sofort über die Erdbeeren verteilen. Mindestens 2-3 Stunden im Kühlschrank kühlen.
5. Vor dem Servieren Tortenring entfernen und eventuell mit Sahne oder Mandelblättchen verzieren.

Tipp

Dieser Kuchenboden kann auch ohne Sahne und Erdbeeren mit 2 Gläser Kirschen belegt werden. Einfach den gekochten Tortenguss über die Kirschen geben und am Rand mit Mandelblättchen verzieren.

OBSTKUCHEN ohne Backen

(Foto S. 87)

Zutaten

300 g Vollkornkekse
200 g geschmolzene Butter
300 g Frischkäse (fettreduziert)
150 g Crème fraîche
5 EL passierte Blaubeeren
100 ml Mandelmilch
2 Beutel Gelatine (als Pulver ohne Kochen)
Saft einer ½ Bio-Zitrone
150 g griechischer Joghurt

Zum Verzieren: 1 Nektarine, 1 Handvoll Blaubeeren, Abrieb von der Zitrone oder einer Orange, essbare Blüten, gehackte Pistazien

1. Kekse in eine Gefriertüte geben und mit einer Pfanne oder Holzstampfer zu feinen Krümeln verarbeiten; geht natürlich auch mit der Küchenmaschine. Die Krümel mit der geschmolzenen Butter verrühren. Es ergibt ein klebriger Teig, den Sie in eine Auflaufform (Ø 28 cm) verteilen und die Masse andrücken. Rand 2 cm hoch formen.
2. In den Kühlschrank stellen und weiter geht es mit der Creme.
3. In einer Schüssel den Frischkäse, die Crème fraiche, passierte Blaubeeren und die Milch mit dem Handrührgerät mischen. Dann vorsichtig nach und nach die Gelatine unterrühren. Aufpassen, dass keine Klümpchen entstehen.
4. Den Saft einer halben Zitrone unterrühren und zum Schluss den Joghurt.
5. Den Keksboden aus dem Kühlschrank nehmen und die Creme glatt darauf verteilen.
6. Mindestens 5-6 Stunden in den Kühlschrank, am besten über Nacht.

►Verzieren Sie den Obstkuchen kurz vor dem Servieren! Verteilen Sie dünne Nektarinenscheiben hälftig auf den Kuchen, streuen ganze Blaubeeren dazwischen und am Ende einige Zitronenstreifen. Alternativ verzieren Sie mit essbaren Blüten oder gehackten Pistazien.

Allergenarme Kekse ohne Milch und Ei

Lieblingskekse der Kinder in der Hochgebirgsklinik Davos /CH

Zutaten
250 g Weizenmehl
180 g milchfreie Margarine (rein pflanzlich)
80 g Zucker
wenig Wasser

1. Margarine und Mehl mit der Hand „sandähnlich" verreiben. Zucker untermischen. Wasser dazugeben, schnell zu einem Teig verarbeiten. Nicht zu lange kneten!
2. Teig auf einer bemehlten Arbeitsfläche ausrollen, ausstechen mit verschiedenen Ausstechformen und Motiven. Auf ein mit Backpapier ausgelegtes Backblech legen. Im Ofen bei 180 Grad Umluft circa 8-10 Minuten backen, je nach Dicke der Kekse.

֍ Als Variante kann man Kakaopulver, Rosinen, Cranberry und/oder Sesam beimischen.

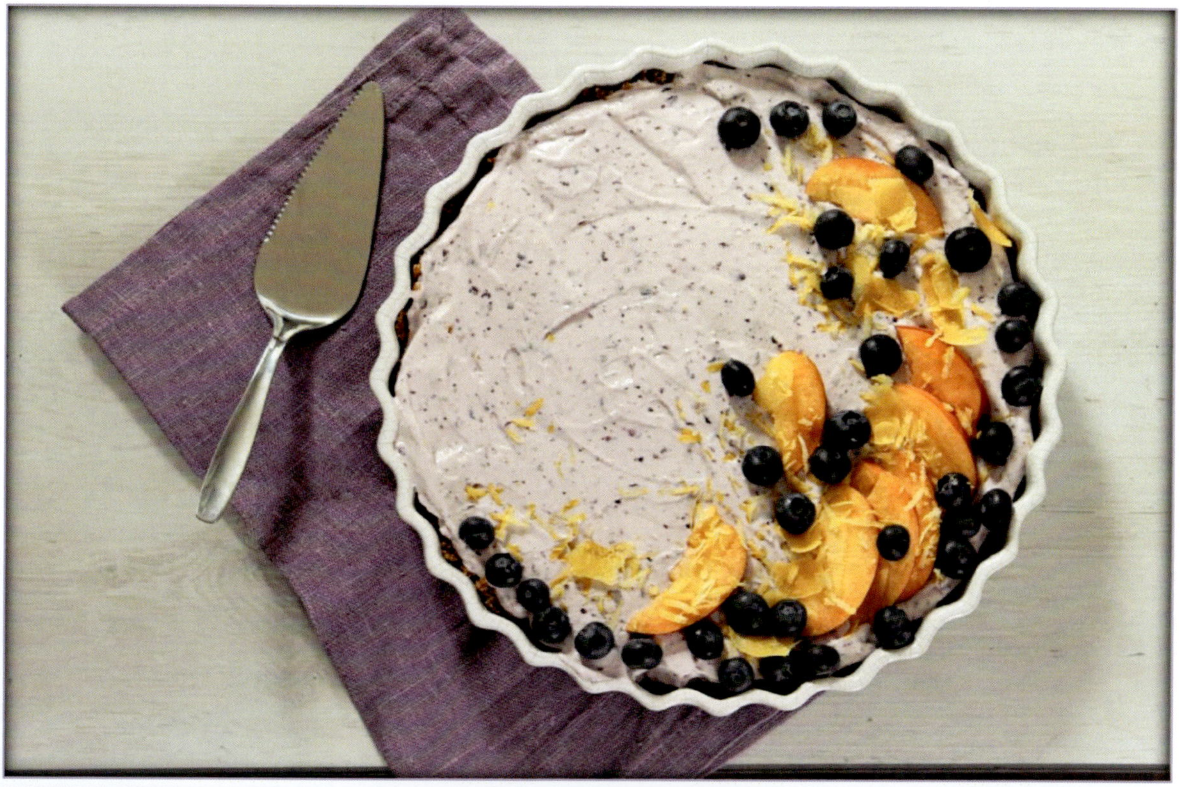

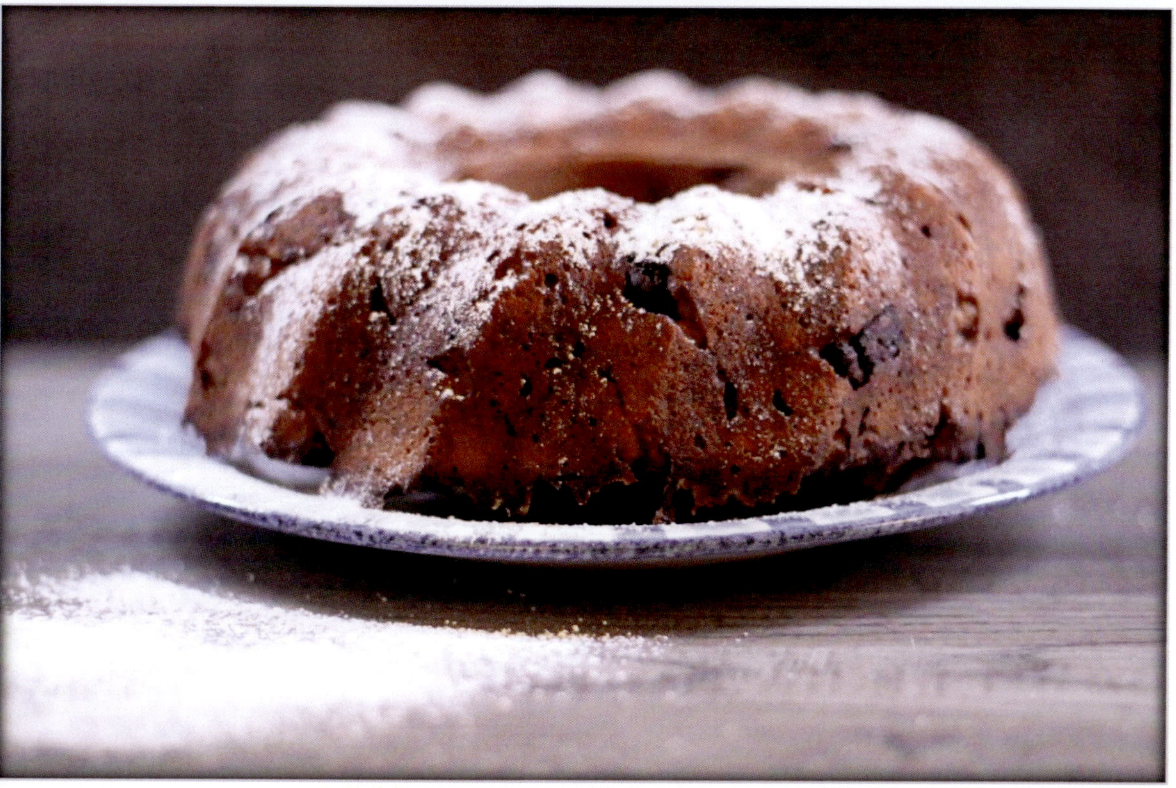

Schokoladen-Bananen-RÜHRKUCHEN

> ketogen oder linolsäurearm!

<u>Zutaten</u>
6 EL Apfelmus (oder Eier)
80 g Kokosblütenzucker
100 g Butter oder vegane Margarine
1 TL Zimt, 1 TL Vanilleextrakt (Bioqualität flüssig)
3 reife, sehr klein geschnippelte Bananen (alternativ Beeren)
3 EL Bio-Kakao entölt
100 g Schokolade geraspelt
je 50 g Mandelmehl und Leinsamenmehl
100 g Dinkelmehl (können Sie auch mit Reismehl mischen)
1 TL Backpulver, 2 EL Rum

1. Apfelmus mit dem Zucker und der Butter schaumig rühren. Restliche Zutaten der Reihenfolge nach dazugeben und zu einem glatten Teig verrühren.
2. In eine gefettete Gugelhupf-Backform füllen. Bei 170 Grad Umluft circa 40-45 Minuten backen.
3. In der Form auskühlen lassen. Erst dann stürzen. Mit Puderzucker oder Schokoladenguss verzieren.

Pfälzer APFELKUCHEN

(Variante vegan in Klammern)

<u>Zutaten für den Teig</u>
275 g Butter (oder vegane Margarine)
150 g Zucker
275 g Dinkel- oder Vollkornmehl
4 Eier (oder 6 EL Apfelmus)
(2 EL Sojamehl, wenn vegan)
1 Päckchen Backpulver
150 g Haselnüsse
1 EL Kakao und 1 TL Zimt
3 große Äpfel klein geraspelt

<u>Zutaten für den Guss</u>
1 EL Rum
etwas Puderzucker

1. Butter, Zucker, Eier (oder Apfelmus) mit dem Handrührgerät schaumig

schlagen. Kakao, Zimt, Rum (für vegane Variante, zusätzlich noch Sojamehl) dazu geben. Haselnüsse mit Mehl und Backpulver in die Eiermasse einrühren.

2. Geraspelte Äpfel unter den Teig mischen. Den Kuchenteig in eine gefettete Gugelhupfform füllen und bei 180 Grad Umluft circa 60-70 Minuten backen.
3. Den gestürzten Kuchen noch heiß mit dem Guss überziehen. Der Guss wird aus Rum und so viel Puderzucker hergestellt, dass er pinselstreichfähig wird.

֍ Zimtsahne dazu reichen! Schlagen Sie 200 ml kalte aufschlagbare Pflanzensahne, (Soja- oder Hafersahne) mit 1 EL Puderzucker, 2 Päckchen Sahnefestiger und 2 TL Zimtpulver steif.

SCHOKOLADENKRANZ

(Foto S. 87)

Zutaten für den Teig
100 g Butter oder vegane Margarine
80 g Zucker
4 EL ganze Haselnusskerne
2 gestrichene EL Dinkelmehl
2 Eier oder 4 EL Apfelmus
½ TL Vanille
1 EL Kakao
100 g Bitterschokolade (70 - 80 % Kakaoanteil)
1 Prise Salz

Zutaten für die Glasur
125 g Bitterschokolade (70-80 % Kakaomasse)
100 g Schlagsahne

1. Butter und die Schokolade im Wasserbad schmelzen lassen. Zucker und Vanille unterrühren, etwas abkühlen lassen.
2. Haselnusskerne in einer Pfanne ohne Fett anrösten und klein hacken. Die Hälfte davon geben Sie zur Schokomasse.

3. Die Eier mit dem Schneebesen hinzufügen. Mehl, Salz und Kakao unterheben.
4. Den Teig in eine ausgefettete mit Mehl bestäubte Kranzform (Ø 18 cm) füllen und im vorgeheizten Backofen bei 170 Grad Umluft circa 25 Minuten backen.
5. Nach dem Abkühlen stürzen. Schokolade im Wasserbad schmelzen, nicht zu heiß werden lassen. Vom Herd nehmen und die Sahne unterrühren.
6. Abgekühlt den Kuchen dick damit bestreichen und mit den restlichen Haselnüssen bestreuen.

MANDELKUCHEN "klein – sehr fein"

Zutaten

3 Eier
1 Bio-Zitrone
80-100 g brauner Zucker
100 g abgezogene gemahlene
Mandeln
1 Prise Zimt
Puderzucker (zum Bestäuben)

1. Zitrone heiß abspülen, Schale fein reiben und 1 EL auspressen. Eier trennen. Eiweiße mit dem Zitronensaft zu steifem Schnee schlagen.
2. Eigelbe und Zucker mit dem elektrischen Handrührgerät cremig schlagen. Vorsichtig Zitronenschale, Mandeln, Zimt und Eischnee unterheben.
3. Den Teig in eine ausgefettete kleine runde Backform Ø 18-20 cm füllen und im vorgeheizten Backofen bei 150 Grad Umluft circa 20-25 Minuten backen. Mit Holzstäbchen kurz vor Ende der Backzeit kontrollieren, ob er durchgebacken ist. Aus der Form nehmen und nach dem Abkühlen mit Puderzucker bestreuen.

Tipp

Wenn Sie die Zutaten verdoppeln (dann nur 120-140 g Zucker und 4-5 Eier. Backen Sie den Mandelkuchen in einer Backform mit Ø 26 cm.

AVOCADOS-BROWNIES

Zutaten

200 g Zartbitter-Schokolade (70-80 % Kakaogehalt)
2 reife Avocados
4 Eier (oder 6 EL Apfelmus)
ein paar Tropfen Bio-Vanillekonzentrat
200 g brauner Zucker (oder Zuckerersatz)
100 g gemahlene Mandeln
60 g + 1 EL Backkakao oder entölter Kakao
½ TL Backpulver

1. Die Schokolade hacken und im Wasserbad schmelzen.
2. Avocado halbieren, Stein entfernen und mit einem Kaffeelöffel Fruchtfleisch entfernen. Mit Eiern, Vanille und Zucker pürieren.
3. Die etwas erkaltete geschmolzene Schokolade unterrühren. Die Mandeln, 60 g Kakao und das Backpulver unterheben.
4. Den Teig in eine mit Backpapier ausgelegte quadratische Backform 24x24 cm füllen und glattstreichen. Bei 150 Grad (Ober-/Unter-hitze 175 Grad) circa 20-25 Minuten backen. Mit Stäbchen prüfen, dass kein Teig mehr hängen bleibt.
5. Brownies nach dem Backen in der Form auskühlen lassen.

֍ Zum Servieren mit Kakao oder Puderzucker bestäuben.

QUARKSTOLLEN weihnachtlich

Zutaten

375 g Dinkelmehl
125 g Haferflocken fein
1 Päckchen Backpulver
120 g Rohrzucker
5 Tropfen Bittermandelöl
2-3 EL Rum
175 g Butter
2 Eier

250 g Magerquark
1 ausgekratzte Vanilleschote
1/2 TL Zimt, etwas Salz

1. Aus diesen Zutaten einen Hefeteig mit der elektrischen Küchenmaschine herstellen. Gut durchkneten.
2. Dann gibt man folgende Zutaten nach und nach dazu:

100 g gehackte geschälte Mandeln
150 g gemahlene Mandeln
250 g Rosinen
50-100 g Zitronat
50-100 g Orangeat
je 1 Messerspitze gemahlene Muskatblüte und Kardamom
► Statt Zitronat und Orangeat nehme ich in manchen Jahren getrocknete Cranberrys und Datteln oder Feigen.

1. Wenn alle Zutaten gemischt sind, gut durchkneten und einen Stollen formen oder in eine Stollenform füllen. Im Ofen bei 180-200 Grad Umluft circa 45-60 Minuten.
2. Sofort nach dem Herausnehmen oder dem Stürzen mit warmer Butter bestreichen und dick mit Puderzucker bestreuen!

Tipp

Ich lasse diesen Stollen gerne eine Woche eingewickelt in Alufolie, ruhen. Sie können ihn auch gerne frisch servieren. Die Vorfreude ist doch die größte Freude. Meinen Quarkstollen gibt es pünktlich zum ersten Advent!

StollenKONFEKT

(Foto Seite 94 oben)

Zutaten
100 g Butter
1 Ei (schmeckt aber auch ohne sehr lecker)
70 g brauner Zucker
1 Prise Salz
1 TL Zimt
250 g Magerquark
280 g Dinkelmehl (je nach Ernährungsform)
1 TL Backpulver

100 g Cranberrys oder Rosinen
100 g gehackte Mandeln oder Haselnüsse

1. Zucker, Salz, Ei und weiche Butter mit dem Handrührgerät cremig rühren. Quark unterrühren.
2. Mehl, Backpulver und Mehl dazugeben, evtl. gesiebt und mit der Masse verrühren.
3. Cranberrys klein hacken. Mandeln sind bereits klein, ansonsten ebenfalls zerkleinern. Beide Zutaten zum Teig geben; gut durchkneten.
4. Backblech mit Backpapier auslegen oder die Konfekt-Backform fetten.
5. Mit einem Esslöffel kleine Konfekte formen. Aufs Backblech legen oder in die Form geben. Bei 180 Grad Umluft circa 12-15 Minuten backen. Nach circa 7 Minuten mit warmer zerlassener Butter das Gebäck bestreichen und zu Ende backen.
6. Nach dem Backen das Stollenkonfekt auf ein Backgitter geben und mit Puderzucker dick bestreuen.

TRAUMSTÜCKE

▶ linolsäurearm, wenn Sie die Zutaten in den Klammern nehmen! (Foto S. 94 unten)

Zutaten
500 g Dinkel- oder Weizenmehl (je 200 g Dinkel- und Reismehl)
5 Eigelbe (6 EL Apfelmus)
250 g Butter
2 Päckchen Vanillinzucker (flüssiges Bio-Vanillekonzentrat oder 2 Vanilleschoten)
150 g Zucker (Kokosblütenzucker oder Erythrit)
Puderzucker zum Wälzen (Mandelstückchen oder geröstete Pinienkerne)

1. Danach den Backofen auf 170 Grad vorheizen und ein Backblech mit Backpapier auslegen.

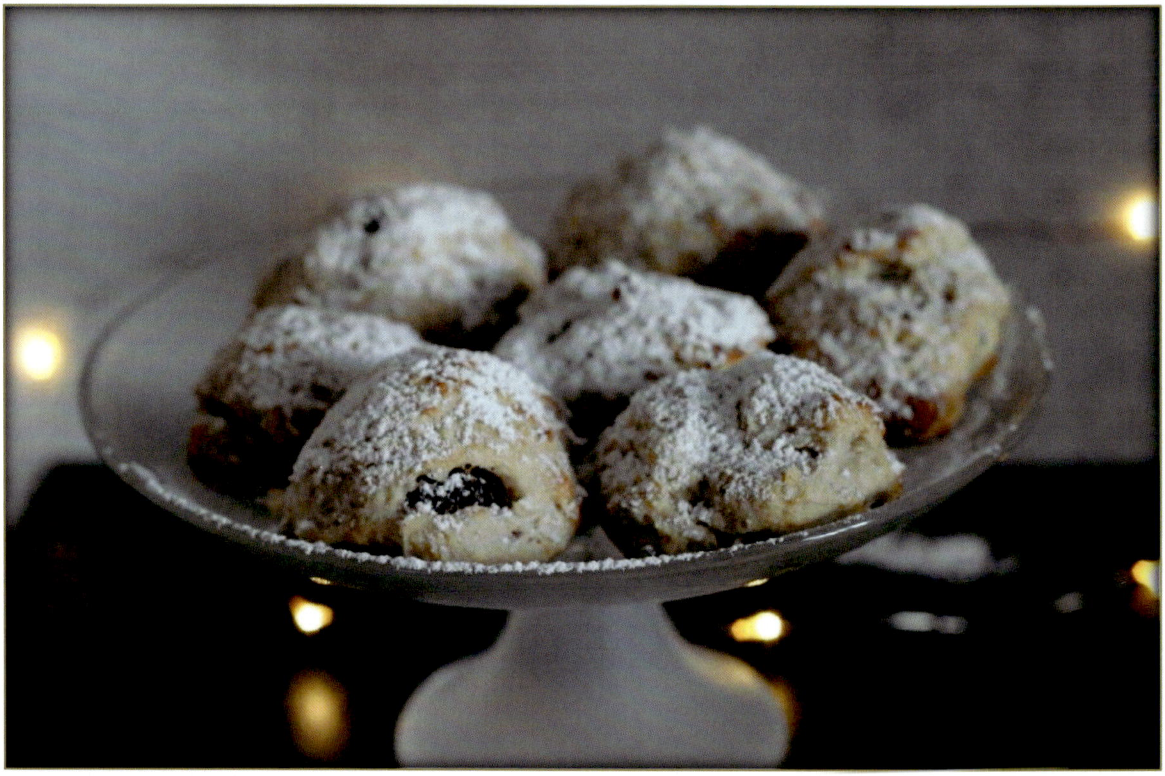

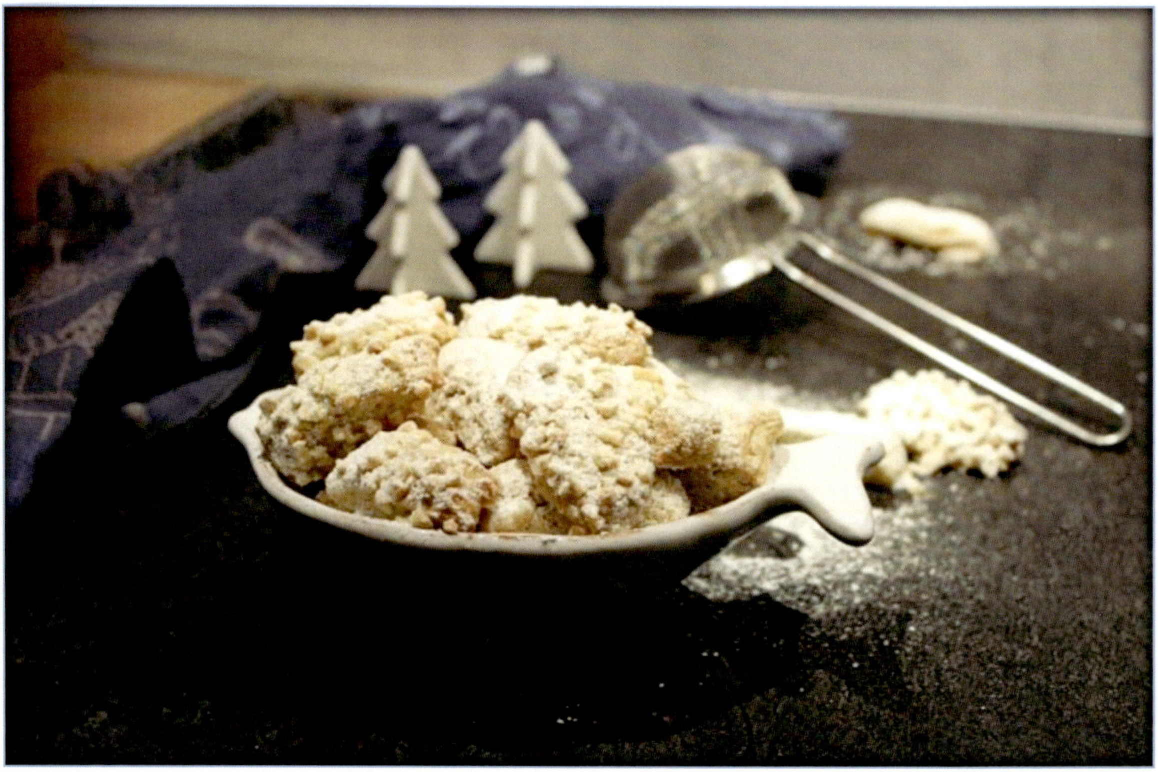

2. Etwas vom Teig abnehmen und zu fingerdicken Würsten rollen. Jeweils 1 cm breite Stücke schneiden und aufs Backblech legen. Wiederholen Sie das, bis der Teig aufgebraucht ist.
3. Da die Traumstücke kaum aufgehen, können Sie die Stücke in kleinen Abständen zueinander legen. Dann backen. Nach 12 Minuten kontrollieren, bei mir waren sie nach 17 Minuten goldbraun.
4. Auf einem Kuchengitter etwas abkühlen lassen. Lauwarm in gerösteten Mandeln, Pinienkerne oder einfach nur in Puderzucker wälzen. Noch einfacher geht es, wenn Sie Puderzucker über alle Traumstücke sieben.

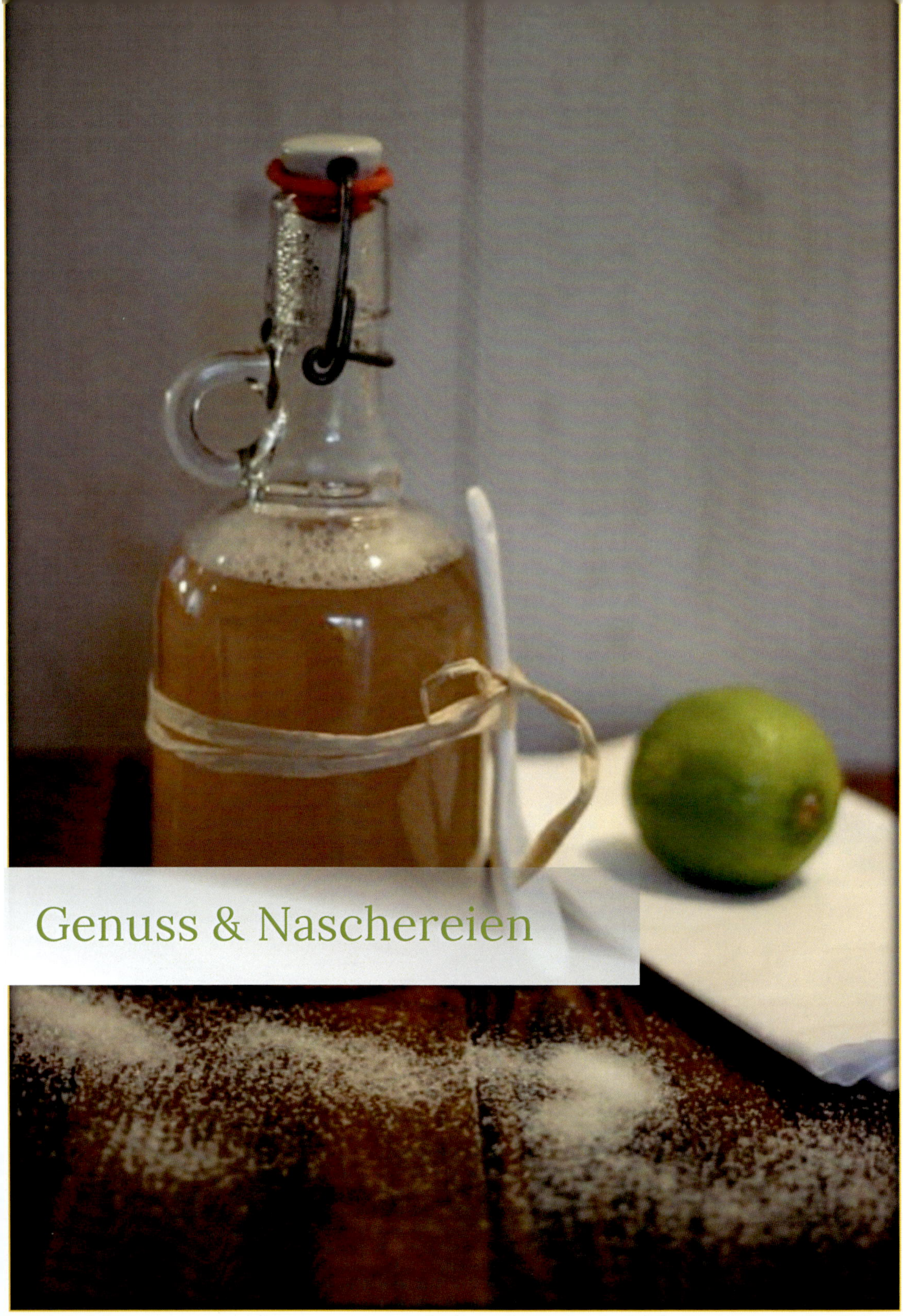

Genuss & Naschereien

Energiebällchen

(Energy Balls)

<u>Zutaten</u>
50 g Trockenfrüchte (z.B. Datteln, Aprikosen oder eine Mischung
100 g Nüsse (gemahlen, z. B. Walnüsse, Mandeln, Haselnüsse, Macademianüsse, Pistazien
1 Prise Salz
Mark einer Vanilleschote
30 g ungesüßtes Kakaopulver
20 g getrocknete Beeren, je nach Geschmack z.B. Himbeeren oder Gojibeeren
1 TL Kokosöl (optional)

20 – 30 g gemahlene Mandeln oder andere Nüsse, Kakaopulver, Kokosflocken für den Überzug der Bällchen

1. Sehr trockene Datteln, wenn verwendet, mindestes 15 Minuten vorher einweichen. Weiche Trockenfrüchte direkt verwenden.
2. Datteln und/oder Aprikosen (Trockenfrüchte nach Wahl) klein schneiden. Mit den restlichen Zutaten in einem Mixer zu einer glatten Masse pürieren. Sollte die Masse zu trocken sein, entweder 1 TL Kokosöl oder etwas Wasser dazugeben. Vermengen.
3. Die Masse nun zu Kugeln formen und in den Mandeln, Nüssen, Pistazien oder Kakaopulver wälzen.
4. Ab in den Kühlschrank! Die Kugeln halten in einer Box circa 2 bis 3 Wochen. Eingefroren sogar Wochen.
5. Es darf genascht werden, aber mit Bedacht!

▶ INGWER-SIRUP

(Foto S. 96)

<u>Zutaten</u>

250 g frischer Ingwer

1 Limette

250 g Zucker

1 Liter Wasser

1. Zitrone auspressen. Ingwer schälen und in Scheiben schneiden.
2. Topf mit einem Liter Wasser füllen. Ingwer und Zitronensaft dazugeben. Das Ganze 25 bis 30 Minuten köcheln.
3. Dann den Fond durch ein Sieb in einen anderen Topf füllen. Jetzt 250 Gramm Zucker einrühren und den Saft zu einem Sirup circa 15 bis 20 Minuten einkochen lassen.
4. Sofort in saubere, vorher mit heißem Wasser ausgespülte Flaschen abfüllen. Nach dem Abkühlen in den Kühlschrank stellen oder sofort genießen!

Tipp

Der Ingwer-Sirup sieht wie ein Fond aus und schmeckt scharf.
Kühl aufbewahren.
Der Sirup sollte innerhalb einer Woche getrunken werden.
Ein sehr schönes Mitbringsel!

Warum ich Kichererbsen immer zu Hause habe!

Kichererbsen sind wahre Proteinlieferanten, denn sie enthalten hochwertige pflanzliche Proteine und stehen der tierischen Eiweißquelle in nichts nach. Sie schmecken leicht nussig, sind mehlig kochend und verlieren gegart nicht ihre Form. Am besten über Nacht einweichen und am nächsten Tag beim Zubereiten deiner Bowl-Meal Prep garkochen.

Zusammensetzung der Inhaltsstoffe:

- Bestehen zu einem Fünftel aus Eiweiß
- Reich an Ballaststoffen
- Enthalten Eisen, B-Vitamine, Vitamin C und E, Kalzium, Magnesium
- Sie sind nicht kalorienarm, deswegen in Maßen essen: circa 140 Kilokalorien pro 100 g (gegart)

Kichererbsen als Snack bei Heißhungerattacken

Geröstete Kichererbsen schmecken nicht nur, sie helfen Ihnen gegen Lust auf süßes oder fettiges Knabberzeug.

▶ Snack schnell und lecker zubereitet

Backofen vorheizen auf 200°. Entweder nehmen Sie vorgekochte Kichererbsen oder aus der Dose. Abtropfen lassen, trocken tupfen und mit einem EL Olivenöl vermengen. Auf ein mit Backpapier ausgelegtes Backblech verteilen, circa 30–35 Minuten rösten. Ab und zu wenden. Kurz vor dem Garende mit Salz, Paprikapulver oder was Sie gerne an Gewürzen mögen, würzen. Wer etwas Süße möchte, einen EL Honig mit den Gewürzen unter die Kichererbsen mengen.

►Goldene Milch – Rezept mit Kurkuma

(Foto S. 101)

Zutaten

- 1 EL Kurkumapulver Gewürz-Bioqualität
- 120 ml Wasser
- 15 g frischer Inger gerieben - daumengroß
- 1 Prise Muskatnuss gerieben
- 1-2 EL Agavendicksaft oder Ahornsirup
- 1/4 TL schwarzer Pfeffer
- 1/2 TL Zimt Bioqualität
- 1 TL Leinöl wer mag, Kokosöl
- 350 ml Mandelmilch ersatzweise Reis- oder Hafermilch

Zubereitung

1. Wasser mit Kurkumapulver in einem Topf erhitzen. Frischen geriebenen Ingwer und Muskatnuss dazugeben. Flüssigkeit solange köcheln, dabei ständig rühren, bis sich eine Paste bildet. Diese in ein Schälchen füllen.
2. Hafermilch in einen Topf gießen und mit einem EL der vorher hergestellten Kurkuma-Paste erhitzen, dabei die restlichen Zutaten dazu geben. Immer rühren und etwa 2 Minuten köcheln lassen. In eine Tasse oder Glas füllen, eine extra Prise Zimt darüberstreuen und warm trinken!

Die fertige Kurkuma-Paste ist zugedeckt im Kühlschrank circa 1-2 Wochen haltbar. Stellen Sie die doppelte Menge her, denn mein Rezept reicht nur für 5 Tage. Doch beim ersten Mal weiß man ja nicht, ob es einem schmeckt!

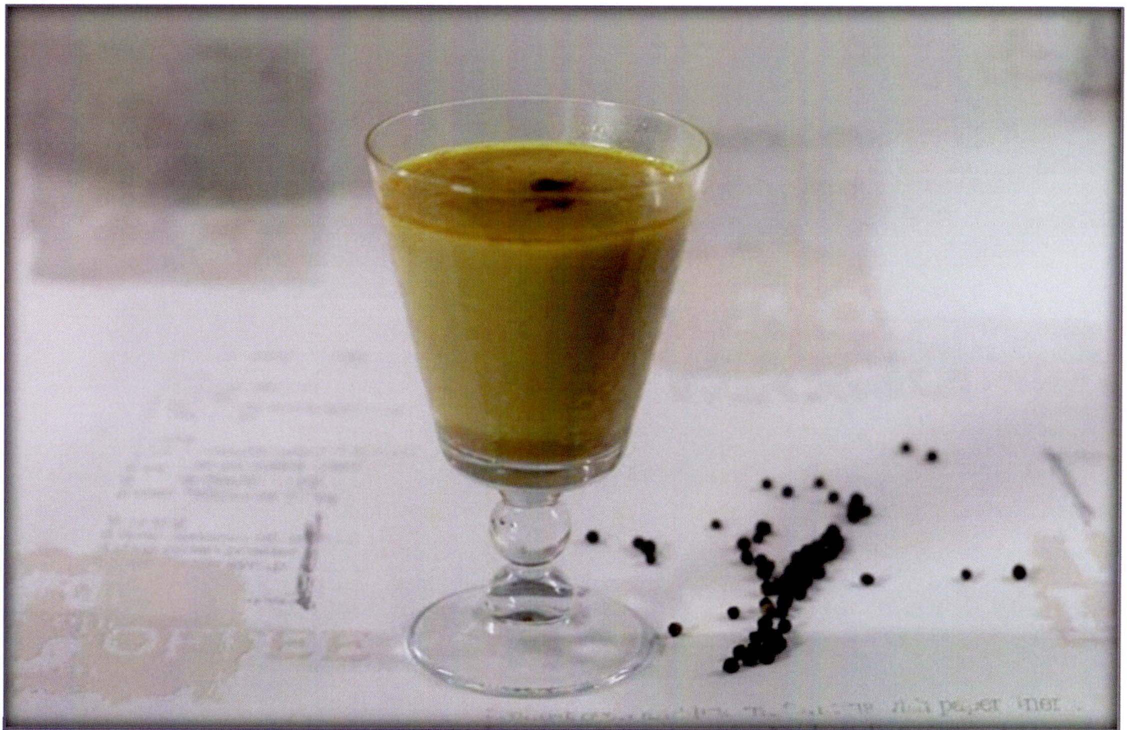

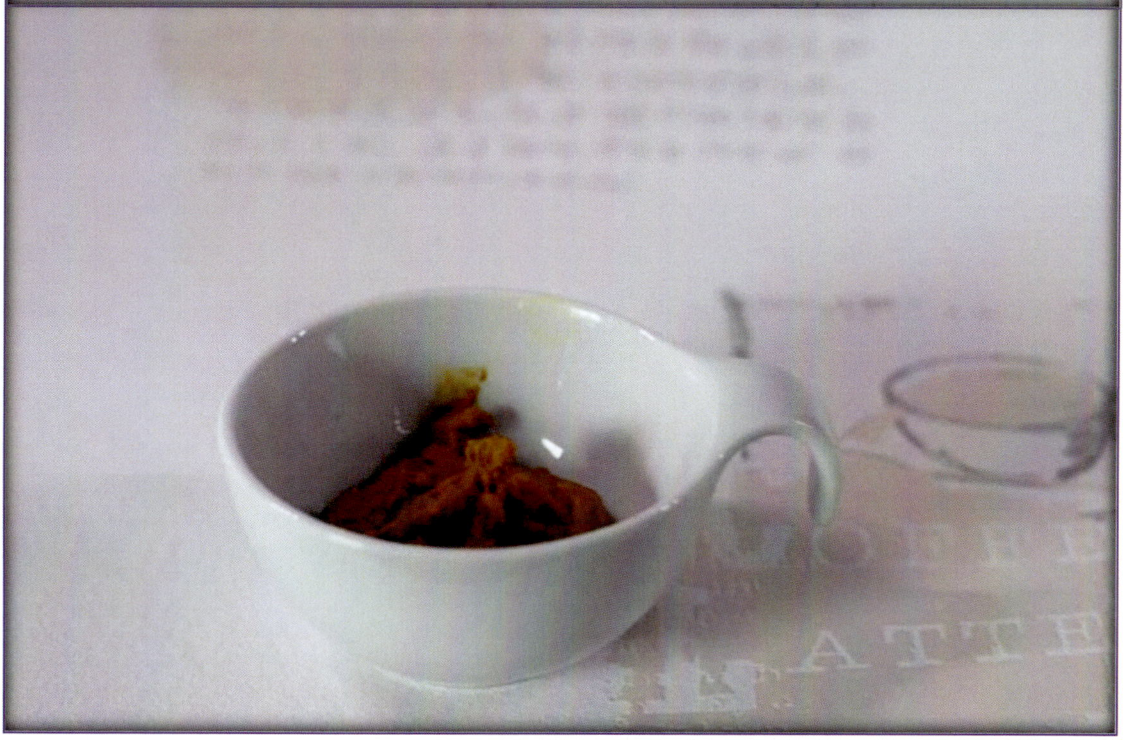

Ernährung bei MS

Ernährung bei Multiple Sklerose (MS) ist ein wichtiges Thema für mich, denn nach der Diagnose 2004 und die darauffolgenden Jahre hatte ich einen Schub nach dem anderen. Ich bin fest davon überzeugt, dass ich vor vielen Jahren meine hochaktive schubförmige MS ausbremsen konnte, weil ich meine Ernährung umgestellt habe. Einige Ernährungsformen probierte ich aus und werde sicher noch nicht am Ende sein. Doch grundsätzlich ernähre ich mich vegetarisch und oft linolsäurearm. Sündigen darf auch mal sein. Die Verlockungen sind manchmal doch sehr groß.
Gerne möchte ich Sie auf Ihrem Weg der Nahrungsumstellung begleiten. Meine Ernährungsreise ist ebenfalls noch nicht zu Ende.
Einige Rezepte aus meinen beiden Kochbüchern finden Sie in den Blogbeiträgen unter der Kategorie Rezepte. Viele neue sind hinzugekommen, wie ketogene und linolsäurearme Speisen.

Verschiedene Ernährungsformen bei MS

Die gängigsten stelle ich Ihnen vor. Trotz "gesunder" Ernährung kann man die MS nicht heilen! Aber sie kann den Krankheitsverlauf eventuell günstig beeinflussen. Gesund sollte sich jeder Mensch ernähren, doch fehlt uns oft das Bewusstsein und erst bei einer Erkrankung besinnt man sich auf das Wesentliche.

֍ Mein Versuch ketogen zu essen

Anfang Januar 2019 probierte ich zwei Wochen die ketogene Ernährung aus. Es ist keine so billige Form der Ernährung und es scheiterte an drei Dingen: Geldbeutel, doppeltem Einkaufen und Kochen. Mein 21-jähriger aß damals sehr fleischlastig, ich wiederum ernähre mich fleischlos; einmal die Woche kommt Fisch auf den Teller. Bei der ketogenen Ernährung störte mich, dass in vielen Rezepten Fleisch, Wurst und/oder Eier beschrieben sind. Letzteres ein No-Go für mich, da das *Eigelb die entzündungsfördernde Arachidonsäure* (Sie ist eine vierfach ungesättigte Fettsäure in der Gruppe der Omega-6-Fettsäuren.) enthält. Wurst esse ich seit fast vierzehn Jahren nicht mehr.

Heute ernähre ich mich...

Seit zwei Jahren ersetze ich die Milchprodukte durch pflanzliche Alternativen wie Mandel-, Reis- und Haferdrink. Käse bevorzuge ich aus Ziegen- und Schafsmilch. Jeden Tag nehme ich seit Jahren 2 EL Leinöl zu mir. Ich fühle mich wohl mit dieser Ernährungsform.

Meine MS wandelte sich in eine gemäßigtere Form um. Es war 5 vor 12, so beschrieb mein damaliger Neurologe meine Verlaufsform und deswegen stellte ich meine Ernährung um. Seit über zwölf Jahren ernähre ich mich überwiegend antientzündlich und vegetarisch. Achte sehr auf saisonale und regionale Produkte beim Einkaufen. Mittlerweile bin ich im sekundär progredienten Verlauf und es wäre vielleicht auch ohne Ernährungsumstellung, vielleicht schon viel früher passiert. Die Frage kann einem niemand beantworten. Doch ich bin fest davon überzeugt, dass meine Ernährungsform die MS in Schach hält. Was somit meine Lebensqualität erhöht.

Die Krankheit Multiple Sklerose

Die Multiple Sklerose (MS) ist eine Autoimmnunerkrankung, die bis heute unheilbar ist. Es ist eine neurologische Erkrankung, die das Zentralnervensystem (ZNS) betrifft. Dabei sind Gehirn und Rückenmark betroffen, die als Kommandozentrale für unseren Körper dienen. MS ist eine chronisch entzündliche Erkrankung. Sie ist weder ansteckend noch vererbbar. Krankheitsherde können im Gehirn, Rückenmark und in den Sehnerven vorkommen. Da sie sich bei jedem Patienten mit anderen Symptomen äußert, wird sie auch als Krankheit mit den 1000 Gesichtern bezeichnet. Fakt ist, dass der Krankheitsverlauf durch die Ernährung positiv beeinflusst werden kann. Darüber gibt es zig Studien und Berichte im Netz. Ein sehr interessanter Artikel von Diplom-Ökotrophologin Frau Dr. Lichtenstein über Ernährung finden Sie in meinem Glossar am Ende.

In den letzten Jahren rückte die Frage eines Zusammenhangs von Ernährung und Krankheitsverlaufs bei MS immer mehr in den Fokus der Wissenschaftler, doch auch die Unsicherheit von Betroffenen wuchs somit. Wer blickt denn bei all diesen Berichten noch durch? Ich bin ehrlich, so langsam überforderte mich das Thema und ich bin nach den zwei Wochen ketogener Ernährung zurückgekehrt zu "meiner" Ernährungsform. Sie hat sich in all den Jahren bewährt und wird auch von Ärzten und Wissenschaftler befürwortet. Einen sehr interessanten Artikel finden Sie auf der DMSG-Seite von Herrn Dr. med. Andreas Michalsen, der die Frage stellt: Lässt sich die Multiple Sklerose durch Ernährung positiv beeinflussen?

►Wichtiger Hinweis: Bitte sprechen Sie mit Ihrem Neurologen und Hausarzt, bevor Sie Ihre Ernährung umstellen. Ich gebe Ihnen einen ersten Überblick, aber übernehme keine Garantie auf Vollständigkeit. Lange recherchierte ich und fasste Ihnen die wichtigsten Eckdaten zusammen. Bitte handeln Sie nicht ohne mit Ihrem Arzt gesprochen zu haben! Denn gerade Menschen mit einer chronischen Erkrankung sind oft verunsichert, verwirrt und hoffen auf „Heildiäten", die es einfach schlichtweg nicht gibt. Die verschiedenen gängigen folgenden Ernährungsformen geben Ihnen einen Überblick, aber ob sie wirklich für Sie geeignet sind, können nur Sie rausfinden. Achten Sie bitte darauf, dass Sie sich nicht einseitig ernähren, denn jeder Verzicht bedeutet oft Stress, Überwindung und kann am Ende nicht gesund sein.

Verschiedene Ernährungsformen bei MS und was man beachten sollte

Ketogene Ernährung

Die ketogene Ernährungsform ist eine spezielle Form der kohlenhydratarmen, doch fettreichen Ernährung (Low Carb High Fat). Es werden spezielle Moleküle gebildet, die Ketonkörper oder Ketone. Diese Form der Ernährung kann sehr unterstützend bei Autoimmunerkrankungen, Diabetes, Schuppenflechte, Stoffwechselerkrankungen und Bluthochdruck sein. Denn bei diesen Krankheiten spielen Entzündungen in den Zellen eine große Rolle. Die ketogene Ernährung kann ihnen vorbeugen und bereits vorhandene reduzieren. Die Zellen werden dadurch geschont.

Diese Ernährungsform hat folgende Vorteile:

- kohlenhydratarm

- minimiert die Insulinausschüttung/Blutzuckerspiegel langfristig gesenkt
- erhöhte Fettverbrennung
- Leber produziert die Ketonkörper aus Fettsäuren
- beste Versorgung des Gehirns und Körpers durch Ketonkörper als Energielieferant
- niedriger Insulinspiegel führt zur Verbrennung aus den Fettreserven

Die Ketonkörper werden vermehrt ausgeschüttet, wenn die Zufuhr von Kohlenhydraten (Zucker) ausbleibt, nur eine moderate Proteinzufuhr stattfindet und dadurch die Energiegewinnung aus Fett erfolgt. Sie beliefern damit den gesamten Körper inklusive des Gehirns. Gerade unser Gehirn benötigt viel Energie aus Ketonkörpern oder Blutzucker. Bei der ketogenen Ernährung wechselt der Körper dann auf Fett als Treibstoff statt Insulin. Deswegen nehmen viele Menschen auch ab. Die Ketose ist der Stoffwechselzustand, bei dem im Blut eine erhöhte Menge an Ketonkörpern vorhanden ist. Daher kommt auch der Name dieser Ernährungsform. Ob und wie zahlreich die Ketone vorhanden sind, kann man bequem von zuhause mit einem Urintest durchführen. Es werden Teststreifen kurz in den Urin getunkt und anhand einer Farbskala der Wert abgelesen. Außerdem gibt es zur Bestimmung noch einen Atemtest und ein Blutketonmessgerät.

Bei der ketogenen Ernährung sollten am Tag maximal 40 g Kohlenhydrate (KH) gegessen werden. Das bedeutet, dass 5 % der Kalorien in Form von KH, 15-25 % Eiweiß (EW) und der Rest Fette sind. Somit ist man in ständiger Ketose. Der schnellste Weg, die Ketose zu erreichen, ist das Fasten. Als Einstieg könnte das Büchlein von Dr. Markus Bock „Zuckerfasten!“ Ihnen helfen. Er erklärt sehr anschaulich die ketogene Ernährung. Sie ist geeignet auch mit MS. Im Büchlein finden Sie die Vorbereitung auf die ketogene Ernährung, viele Rezepte mit Vorschlägen für einen ganzen Tag inklusive Fett-Protein und Kohlenhydratangaben, Zwischenmahlzeiten, vegetarische und vegane Rezepte und Fastentage.

Antientzündliche Ernährungsform nach Dr. Hebener

Es handelt sich hier um eine linolsäurereduzierte Kost. Im MS-Therapiezentrum in Hohen-Sülzen wird eine komplexe Ernährungs- und Stoffwechseltherapie, die sogenannte Antienzündungstherapie nach Dr. med. Olaf Hebener praktiziert. Diese Form der Ernährung nimmt Einfluss auf das Entzündungsgeschehen der MS und zwar bei allen Verläufen. Über 4.000 Patienten aus allen Teilen Europas profitieren bisher von dieser sanften und nebenwirkungsfreien Therapie. Was passiert bei dieser Form der Ernährung?

Das weiß man...

Das *Fettsäurespektrum in der Nahrung wird gesteuert und speziell dosierte antientzündliche und antioxidativ wirkende natürliche Substanzen* werden zugeführt. In circa 80 % der Fälle konnte Dr. Hebener mit seiner Ernährungstherapie einen positiven Einfluss auf das Fortschreiten der Erkrankung bis hin zum Stillstand erzielen. Neben immunologischen Störungen beherrschen auch Entzündungsreaktionen die MS. Klinisches Erscheinungsbild ist eine Beschädigung der Markscheiden um die Nervenfasern. Als Voraussetzung der Zerstörung weiß man von der Durchlässigkeit der Blut-Hirn-Schranke. Das bedeutet, dass kleinste Blutgefäße im Gehirn und Rückenmark so durchlässig werden, dass sie ihre natürliche Schutzfunktion verlieren und einen Kontakt zwischen den "Selbstantigenen" der Markscheide und dem Immunsystem ermöglichen. Der entzündliche Zusammenbruch intakter Blutgefäße vollzieht sich nach Gesetzmäßigkeiten, die denen des rheumatischen Formenkreises vergleichbar sind.

Das ist seine Idee...

Dieses Wissen nutzte der Arzt um eine Therapie zu entwickeln, die

- Entzündungsreaktionen im Körper minimiert
- den Zusammenbruch der Blut-Hirn-Schranke verhindert
- die nachfolgende Schädigung von myelinisierten Nervenfasern verhindert

Außerdem weiß man, dass MS-Patienten niedrige Konzentrationen ungesättigter Fettsäuren im Blut und Liquor (Rückenmarksflüssigkeit) aufweisen, im Besonderen an Linol- und Arachidonsäure. Daraus schloss Dr. Hebener, und wissen natürlich auch viele andere Wissenschaftler, dass der Entzündungsvorgang im Körper große Mengen dieser Fettsäuren verbraucht. Er machte sich dieses Wissen zu Nutze und entwickelte seine antientzündliche Ernährungsform bei MS.

Wir nehmen diese Fettsäuren jeden Tag mit der Nahrung auf. Die Arachidonsäure ist ein Syntheseprodukt der Linolsäure. Auch im Körper eines Menschen entsteht die Arachidonsäure, die bei Entzündungsreaktionen aus den Zellwänden freigesetzt wird. Die daraus entstehende stark *entzündungsfördernden Botenstoffe* nennt man Prostaglandine, Thromboxane und Leukotriene. Es sind sogenannte Entzündungsvermittler.

So setzt er sein Wissen um ...

Um der Entzündungsvermittlern den Nährboden zu entziehen, entwickelte Dr. Hebener eine komplexe Ernährungs- und Stoffwechseltherapie. Sie basiert auf:

- einer linolsäurereduzierten Diät
- Beigabe verschiedener natürlicher Nahrungsergänzungen

In der Regel wird der Verlauf der MS positiv beeinflusst, es sollte aber alles unter ärztlicher Begleitung durchgeführt werden. Was wohl jedem von uns einleuchtet, denn gerade zu Beginn ist man doch sehr unerfahren, was linolsäurereduzierte Lebensmittel angeht, ebenso was die Nahrungsergänzungen betrifft. Nur ein Arzt kann auf eine akute Verschlechterung gezielt reagieren und ggf. anpassen.

Nach den Erfahrungen von Dr. Hebener dauert die Nahrungsumstellung für den Körper circa 3 bis 6 Monate. Nach einem Erstgespräch und genauen Erstellung des Lebensmittelplans erfolgt in den meisten Fällen eine Überprüfung der Antientzündungstherapie nach einem Jahr.
Nähere Informationen finden Sie unter www.ms-therapiezentrum.de.

Paleo-Diät

Man nennt sie auch die Steinzeit-Diät. Sie hat ihren Ursprung in Amerika, doch die Grundlagen entstammen Steinzeit vor circa 200.000 Jahren, als die Menschen noch Jäger und Sammler waren.

Die Paleo-Diät orientiert daran, was unsere Vorfahren aßen und wie sie lebten.

Deswegen stehen im Zentrum der Paleo-Ernährung:

- natürliche und unbehandelte Lebensmittel wie gesundes Fleisch (Bioqualität)
- Fisch und Meeresfrüchte
- frisches Obst mit wenig Fructose (vor allem Bananen, Datteln, Beeren, Ananas, Melonen, Avocados)
- sehr viel Gemüse
- Eier
- gesunde unraffinierte Öle wie Oliven-, Walnuss-, Kokosöl
- unbehandelte Nüsse und Samen
- gesunde Fette

Was *nicht* gegessen werden sollte:

- behandelte und verarbeitete Lebensmittel
- raffinierter Zucker, Süßigkeiten
- Fertiggerichte
- Milchprodukte
- Getreide
- Hülsenfrüchte
- Transfette wie Raps- und Sonnenblumenöl (Transfette sind ungesättigte Fettsäuren. Sie entstehen beim Härten von Pflanzenöl und der Erhitzung von Fett auf über 200 Grad, wie es beim Braten und Frittieren der Fall ist.)
- Getreideerzeugnisse wie Mehl und Brot

Wissenschaftler konnten in Studien belegen, dass eine Paleo-Diät degenerative Erkrankungen wie beispielsweise Krebs, Diabetes, Multiple Sklerose, Parkinson und Herzkrankheiten positiv beeinflusst. *An dieser Stelle dachte ich echt: "Wer hat denn da noch den Durchblick?" Der eine empfiehlt das, der andere das. Aber ehrlich – hören Sie auf Ihr Bauchgefühl!*

Paleo ist keine herkömmliche Diät, sondern eine bewusste, durchdachte, gesunde Art der Ernährung, die auf mittel- bis langfristige Ziele ausgelegt ist. Sie verspricht Fitness, mehr Energie, verbessert die Gesundheit und hilft bei der Gewichtreduzierung. Auch bei dieser Art der Ernährungsform wird der Stoffwechsel auf die Energiegewinnung aus vorhandenen Energiereserven wie dem Körperfett umgestellt und man kann abnehmen (jedenfalls gemessen an der Kalorienzufuhr; allerdings ernähren sich auch Leistungssportler sich Paleo und nehmen nicht ab). Voraussetzung für den effektiven Paleo-Lebensstil ist es außerdem, sich mit der Herkunft und Verarbeitung von Nahrung und dem selbständigen Zubereiten derselben auseinanderzusetzen. Selbst kochen und bewusst einkaufen zu gehen, ist hier das Motto.

Viel habe ich über diese Ernährungsform bei Multiple Sklerose gelesen und das Internet ist voll mit Informationen. An allen Stellen wird folgendes beschrieben: in den meisten Fällen kommt das Immunsystem zur Ruhe, Entzündungsprozesse werden reduziert und somit klingen auch Symptome ab. Studien habe ich keine gefunden, aber folgende Bücher, die immer wieder empfohlen wurden: Paleo für Einsteiger, Paleo-Steinzeit Diät und Paleo - Das Kochbuch: Iss dich gesund!

Ernährung beim Coimbra-Protokoll

Der größte Teil des Erfolges des Coimbra-Protokolls ist die Einnahme von hochdosiertem Vitamin D3. Unterstützend werden Magnesium und Vitamin B2 empfohlen. Weitere Nahrungsergänzungsmittel können nach Absprache mit dem zertifizierten Protokollarzt genommen werden.

Dringend begleitet wird die Wirkstoffeinnahme durch

- eine tägliche Trinkmenge von mindestens 2,5 Litern Flüssigkeit
- eine calciumarme Ernährung (bspw. keine Milchprodukte, Nüsse/Samen stark einschränken)

Zu zwei Nebenwirkungen kann es kommen, wenn man langfristig hohe Vitamin D Dosen nimmt und die calciumarme Ernährung nicht einhält:

1. Hypercalcämie - kurzfristiger Überschuss an Calcium im Blut und in den Nieren

2. Gesteigerter Knochendichteverlust - langfristig durch das Absenken des PTH-Spiegels. Also immer auf eine calciumarme Diät und regelmäßiges Trinken achten.

Das Internet ist voll mit Informationen über das Coimbra-Protokoll, doch Sie sollten sich bei dieser Art der Therapie und Ernährungsform bei MS nur von einem Protokollarzt begleiten lassen.

Was diese Therapie bei MS und die Ernährung betrifft, darüber habe ich einen Gastbeitrag einer MS-Betroffenen auf meinem Blog, der Ihnen den Ablauf und die Vorgehensweise sehr gut beschreibt.

Denn ich lehne für mich diese Art der Vitamin-D-Behandlung ab, ebenso die damit verbundene Nahrungsaufnahme. Warum? Ich fühle mich durch meine MS bereits sehr eingeschränkt und bin auch nicht der Typ Mensch, konsequent mich an eine Liste von Lebensmitteln zu halten, bestimmte Nahrungsergänzungsmittel einzunehmen und dieses Protokoll sprengt schlichtweg mein monatliches finanzielles Budget. Gesundheit und Ernährung haben einen hohen Stellenwert für mich, aber ich ernähre mich antientzündlich und erziele für mich das beste Ergebnis.

Intermittierendes Fasten

Keine übliche Ernährungsform bei Multiple Sklerose, aber von vielen Betroffenen angewendet. Deswegen liste ich sie hier auf. Man könnte diese Art der Ernährung kurz und bündig zusammenfassen: 6 Stunden essen, 18 Stunden nicht. Sie wird deswegen auch als Intervallfasten bezeichnet. Man sucht sich einen Zeitraum am Tag aus, in dem man drei Mahlzeiten isst. Natürlich sollten hier auch gesunde ausgewogene Lebensmittel im Vordergrund stehen, wie bei einer ketogenen oder antientzündlichen Form oder wie auch immer Sie sich ernähren.

Das intermittierende Fasten ist nicht nur ideal, um das Körpergewicht zu senken, sondern es hat einen positiven Einfluss auf den Blutdruck und den Insulinspiegel. Letzterer kann das Risiko, an Diabetes oder einem Herzleiden zu erkranken, minimieren. Viele Menschen fühlen sich fitter.

Dieses Fasten stammt aus einer Zeit unserer Urahnen. Nicht immer standen alle Nahrungsmittel zur Verfügung oder es wurde nicht ständig gegessen. Oft gab es schlichtweg keine Lebensmittel. Dieses Fasten macht den Körper widerstandsfähiger und entlastet den Organismus, was schwer vorstellbar heutzutage ist. Mittlerweile gibt es zahlreiche Studien darüber.

Es gibt zwei Basis-Varianten des intermittierenden Fastens, die wiederum zahlreiche Variationen er-möglichen:

- Ein Fastentag in der Woche

Oft wird beschrieben, dass man 2 Tage nach Belieben essen kann und 1 Tag gar nichts essen soll. Sehr wichtig ist, dass Sie viel Flüssigkeit in Form von Wasser, ungesüßten Tees und Brühe zu sich nehmen sollen. In diesem Rhythmus fastet man so lange, bis man sein Ziel erreicht hat. Viele legen dann nur noch in größeren Abständen Fastentage ein, um den Gesundheitszustand oder das Gewicht zu halten.

- Tägliches Fasten

Hier gibt es die Variante, jeden Tag 16, 18 oder auch 20 Stunden zu fasten. Man darf während 8, 6 oder 4 Stunden essen, sollte aber nur zwei Mahlzeiten permanent etwas zuführen, und auch hier auf ausgewogene gesunde Produkte achten. Zucker oder isolierte Kohlenhydrate wie Weißmehl und geschälten Reis sollte man meiden. Die restliche Zeit dürfen Wasser und nicht gesüßte Tees zu sich genommen werden. Gerade durch das intermittierende Fasten und die Ernährung ohne isolierte Kohlenhydrate lernt der Organismus jedoch wieder, seinen Blutzuckerspiegel zu regulieren, so dass auch mehrere Stunden ohne Nahrung ohne jegliches Magenknurren oder Schwächegefühl überstanden werden können.

Ernährungsform nach Frau Dr. Terry Wahls

Frau Dr. Wahls, Ärztin und Wissenschaftlerin, selbst an Multipler Sklerose erkrankt, beschäftigte sich mit zahlreichen Studien, denn die MS brachte sie in den Rollstuhl. Doch binnen eines Jahres brauchte sie ihn nicht mehr. Frau Wahls entwickelte ein Ernährungskonzept auf der Basis der Paleodiät, dass einen positiven Effekt brachte. Ausführlich berichtet sie darüber in ihrem Buch "The Wahls Protocol: How I Beat Progressive MS Using Paleo Principles and Functional Medicine". Es ist auch in Deutschland unter dem Titel: Multiple Sklerose erfolgreich behandeln - mit dem Paläo-Programm“ erhältlich.

Das gesamte Konzept stützt sich auf das optimale Funktionieren der Mitochondrien (ein Bereich der Zelle, der eine bestimmte Funktion zugeordnet ist) und der Neurotransmitter (das sind Botenstoffe, die an chemischen Synapsen die Erregung von einer Nervenzelle auf andere Zellen übertragen). Es kommen täglich reichlich Vitalstoffe auf den Teller:

- Grünes Gemüse wie Grünkohl, Spinat, Petersilie, sonstige Blattgemüsereich an Vitaminen A, B, C, K und Mineralstoffen
- Schwefelreiche Gemüse wie Weißkohl (andere Kohlarten), Zwiebeln, Pilze, Spargel
- Bunte Gemüse und Obst als Quelle für Antioxidantien. Laut Wahls sind das die mit leuchtenden Farben wie Beeren, Orangen, Trauben, Karotten
- Wild gefangener fettreicher Fisch wie Lachs, Makrele, Hering oder Sardinen für die Versorgung mit Omega-3-Fettsäuren
- Weidefleisch (Bioqualität/Grasfütterung) und Innereien (Leber, Herz, Niere)

- Algen und Seegräser, da reich an Eisen, Calcium, Jod, Selen
- Verzicht auf verarbeitete und behandelte Lebensmittel aus Getreide und stärkehaltige Lebensmittel wie Kartoffeln und Mais

Auch diese Ernährungsform hat viele Anhänger. Am besten, man beginnt zuerst das Buch zu lesen, um aus erster Quelle von Frau Dr. Wahls selbst zu erfahren, was es bei dieser Ernährungsform zu beachten gibt.

Was für mich gilt, gilt nicht für Sie!

Als erstes sollte man sich über die „Ernährungsformen bei Multiple Sklerose“ ausführlich informieren und dann entscheiden, was in den Alltag und in Ihre Familie gut zu integrieren ist. Außerdem muss es finanziell erschwinglich sein und schmecken! Nichts ist so zum Scheitern verurteilt, wie wenn man sich, so wie ich bei der ketogenen Ernährung, überwinden muss. Bleiben Sie sich treu und haben Sie Geduld.

Ihre Gesundheit wird es Ihnen danken, wenn Sie stressfrei an die Sache heran gehen. Ärzte, Ernährungsberater und Heilpraktiker können Sie unterstützen. Belesen Sie sich. Lassen Sie sich Zeit mit der Ernährungsumstellung, wenn Sie sich entschieden haben. Es soll sich für Sie „richtig anfühlen“ und sich mit Ihrem Alltag vereinen lassen. Probieren Sie aus und geben Sie nicht zu schnell auf. Das betone ich extra, weil sich viele verunsichern lassen. Bitte nicht!

Ich habe meinen Weg gefunden. Hier und da verändere ich etwas. Die Antientzündliche Ernährung ist das Richtige für mich, wobei ich mich nicht streng nach Dr. Hebener ernähre. Ich konsultierte ihn nicht persönlich. Doch es gibt ein paar Menschen in meinem Umfeld, mit denen ich mich austausche und die in Behandlung bei ihm sind. Ich verwende zu meinen anderen Ölen zum Kochen das MCT-Öl (linolsäurefrei, pflanzlich, aus Bio-Kokos- und Palmkernöl, mittelkettige Fettsäuren), das Dr. Hebener in seiner Antientzündlichen Ernährungsform empfiehlt. Eine Bloggerkollegin, die streng nach Dr. Hebener sich ernährt, kann eine gute Informationsquelle für Sie sein: „Anette kocht".

Keine Citrusfrüchte und viel Fleisch und Eier, wie bei der ketogenen Ernährung, ist definitiv nichts für mich. Ebenso die Paleo-Diät, bei der keine Kartoffeln und Reis erlaubt sind, und vieles mehr. Ich mag Naturjoghurt und Quark, was wiederum bei der Paleo auch nicht gegessen werden darf, aber bei der ketogenen.

►Wenn Sie mich fragen!? Informieren Sie sich und entscheiden dann - aber vergessen Sie das Leben dabei nicht. Lebensqualität kann nicht nur durch die richtige Ernährung erreicht werden, zwar spielt sie eine große Rolle, aber Sie muss zu Ihnen und in Ihren Alltag passen.

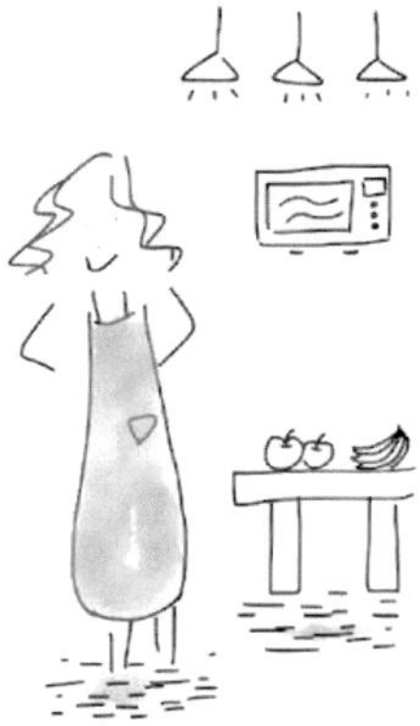

Man soll dem Leib etwas Gutes bieten,

damit die Seele Lust hat, darin zu wohnen.

Winston Churchill

Prolog einer Diplom-Ökotrophologin

Bei meinen mittlerweile zahlreichen Vorträgen über die Ernährung bei MS, bietet sich immer wieder Gelegenheit für Begegnungen mit meinen Zuhörern, die ich als sehr bereichernd erfahre. Und die einer der Gründe sind, warum ich meinen Beruf so liebe. So lernte ich im Frühjahr Frau Régnard-Mayer kennen. Im Nachgang erzählte Sie mir von Ihrem Buch und bat mich um einen Beitrag zu diesem Buch. Mit Freude komme ich dieser Bitte nach.

Die Ernährung bei MS ist eines der zu wenig beachteten ernährungsmedizinischen Themen. Um nicht zu sagen, inakzeptabel wenig beachtet. Auch ich kam vor einigen Jahren mehr oder weniger zufällig dazu und nur dank des Engagements eines Chefarztes der Neurologischen Abteilung eines Kreisklinikums im Großraum Stuttgart. Er und sein Team haben mich von der ersten Stunde an davon überzeugt, dass Ernährung bei MS mehr Aufmerksamkeit in der Therapie und in Ernährungsmedizin erfahren muss. Und letzten Endes haben auch Sie, alle von MS betroffenen Menschen mir mit Ihren Zwischenfragen und Erzählungen deutlich gemacht, mit welchen mehr oder weniger umfassenden Problemen beim oder mit Essen und Trinken Sie, liebe Leser, tagtäglich umgehen müssen. Zu allem andern. Seitdem setze ich mich nach Kräften dafür ein, Ihnen Appetit auf gesundes Essen und Trinken zu machen.

Sowohl die Krankheit MS selbst, als auch deren Therapie, werden begleitet durch Symptome, Risiken oder Nebenwirkungen, die auch mehr oder weniger gravierende Auswirkungen auf Ernährungsstatus bzw. das Körpergewicht haben können. Dann stellt sich die Aufgabe - unter Rücksichtnahme auf individuelle Vorlieben - zu neuen, bedarfsgerechten, und genussbringenden Gewohnheiten zurück zu finden. Leichter gesagt als getan. Wenn Probleme beim Essen und Trinken auftreten bzw. sich Gewichtsschwankungen einstellen sollte man sich professionell beraten lassen. Auch ganz praktische Probleme bei der Versorgung rechtfertigen eine angemessene Hilfestellung durch eine Ernährungsfachkraft. Arzt oder Krankenkasse helfen bei der Suche.

In meinen Vorträgen beziehe ich mich auf die „Anti-Entzündliche-Diät" nach Prof. Adam. Es gibt einige Hinweise, wie mit einer an die Bedürfnisse von MS-Kranken Ernährungsform versucht werden kann, positiven Einfluss auf das Wohlbefinden und den Allgemeinzustand bei MS auszuüben. Sie vereint alle Empfehlungen für eine gesunderhaltende Ernährung nach der Deutschen Gesellschaft für Ernährung (DGE) mit den Erkenntnissen aus der Ernährungsmedizinischen Forschung bei Menschen mit chronisch entzündlichen Erkrankungen wie Rheuma aber auch MS.

In diesem Buch teilt die Autorin Ihren Lesern vorangehend ihre sehr persönlichen Erfahrungen und Sichtweisen mit, die teils auf dieser antientzündlichen Ernährungsweise beruhen. Diesen Part überlasse ich der Autorin. Daher möchte ich Ihnen an dieser Stelle etwas ganz anderes als mein ernährungsmedizinisches Fachwissen mitgeben, das aber mitnichten weniger wichtiger ist. Diese Dinge sollen Ihnen helfen, Sie darin bestärken, zu Ihren ganz persönlichen „gesunden" Essgewohnheiten zu finden. Denn gerade für Menschen mit chronischer Erkrankung bildet ein idealer „Ernährungszustand" das entscheidende Fundament für die körperliche „Gesamtkonstitution" und das persönliche Wohlbefinden. In diesem Sinne steht Essen und Trinken auch im Zusammenhang mit dem Gesamtverlauf der Krankheit. Hinter diesen etwas sperrigen Begriffen verbirgt sich zweierlei: 1. Täglich muss aufs Neue eine ausgewogene Mischung an Nährstoffen (z.B. Fette, Eiweiß) und andere wertgebende Stoffe (z.B. Antioxidanzien, Ballaststoffe) gegessen und getrunken werden. Um sämtlichen körperlichen Bedarf abzudecken, bzw. weil einige Inhaltsstoffe wie Ballaststoffe offenbar gesunderhaltend wirken. Soweit das allgemein verbreitete Verständnis von „gesunder Ernährung". 2. Ist es aber, und das ist weniger bekannt, genauso wichtig, dass das Bedürfnis nach Genuss, Freude und Spaß beim Essen zum Tragen kommt. Vor allem kranke Menschen, aber auch behandelnde Ärzte schenken diesem wichtigen Punkt wenig Aufmerksamkeit.

Essen und Trinken sind mehr als nur die Aufnahme von Nährstoffen und Energie. Insofern kann von „gesunder Ernährung" auch nur dann die Rede sein, wenn die Essgewohnheiten alle Bedürfnisse und Bedarfe decken. Mit „Bedürfnisse" meine ich z.B. das nach Freude, Genuss, Gemeinsamkeit oder Eigenständigkeit und mit „Bedarfe" etwa den bezüglichen Nährstoffen und Energie. Fest steht: Der Mensch isst und trinkt aus vielerlei Gründen. Die gemeinsame Mahlzeit ist in allen Esskulturen weltweit ein fester Bestandteil menschlichen Zusammenlebens. Jede beinhaltet bestimmte Speisen und Getränke und für jeden von uns sind diese wie unsere ganz persönlichen Vorlieben und Abneigungen, elementarer Teil unserer Persönlichkeit.

Die guten Nachrichten lauten: Der Mensch ist ein Allesesser und es kommt (nur) auf eine gesunde Ausgewogenheit und das richtige Maß an. In diesem Sinne gibt es also auch keine „gesunden" und

„ungesunden“ Lebensmittel, wohl aber „gesunde“ und „ungesunde“ Essgewohnheiten. Aus vielen Jahren Beratung weiß ich: Ausgewogen und maßvoll lässt sich leicht daher sagen, doch die Umsetzung auf dem Teller fällt den meisten Menschen alles andere als leicht. Zum einen, wenn durch Krankheiten verschiedene Einschränkungen, Symptome oder Nebenwirkungen hinzukommen, die den Appetit verderben bzw. genussvolles, bedarfsgerechtes und ausgewogenes Essen schwieriger machen. Zum anderen, wenn man durch die vielen Dinge, die man im Zusammenhang mit der „gesunden Ernährung“ zu hören und zu lesen bekommt, verwirrt, verunsichert oder auch nur genervt ist. Auch hier sind gerade kranke Menschen gefährdet, z.B. vergebliche Hoffnungen in „Heildiäten“ oder teilweise sehr unappetitliche Ratschläge bezüglich einzelner „heilender“ Lebensmittel zu setzen. Alle diese Versprechungen sind nichts anderes als Spekulation. Insbesondere sehr einseitige bzw. extreme Ernährungsformen sind sogar risiko- und nebenwirkungsreich.

„Gesunde“ Dinge nur mit Überwindung herunterzubringen, oder auf alles „Ungesunde“ zu verzichten, das einem aber doch so am Herzen liegt, ist auf Dauer weder machbar noch zielführend. Wer auf Schokolade kaum verzichten kann, sollte nicht den Ehrgeiz haben, das zu tun. Das Ziel ist, ein gesundes Maß zu finden. Also eines, das uneingeschränkt guttut. Damit gesundes Essen tatsächlich gut tut, ist es notwendig, dass man in den Bauch hinein hört und die Signale ernst nimmt. Das geht nur mit Zeit und Aufmerksamkeit für Essen und Trinken. Auch die geschmackliche Abwechslung und Rücksichtnahme auf persönliche Vorlieben sind ganz wichtig. Und nicht zuletzt muss eine gesunde Ernährung ohne Krampf und ohne größere Einschnitte in ihrem Alltag umsetzbar ein. Das (Nicht)Essen nur zu bestimmten Uhrzeiten z.B kann auf Dauer vom Miteinander am Familientisch oder im Freundeskreis isolieren.

Von gesunder Ernährung keine Spur. Das gleiche gilt für die Verteufelung einzelner Lebensmittel, wie Ei oder Weißzucker. Es gibt keine pauschale Verurteilung, die für alle Menschen gilt. An dieser Stelle kommen wir zu „Verboten“ und „Erlaubt“-Listen. Sie mögen die Umsetzung einer gesunden Ernährung erleichtern, letzten Endes sind sie aber Willkür bzw. etwas, das zu den persönlichen Vorlieben und Abneigungen passen muss. Ein Mensch, der zu süß isst und Übergewicht hat, sollte mit gezuckerten Getränken und Speisen zurückhaltend sein, ein anderer, untergewichtiger, toleriert etwas mehr davon. Eier sind ein hochwertiges Lebensmittel mit einen hervorragenden Vitamin- und Eiweißprofil, gleichzeitig enthalten Sie Inhaltsstoffe, die gegen einen übermäßigen Verzehr sprechen.

Mein Geleitwort an Sie: Die Natur gibt uns alles mit, was wir benötigen, um zu spüren, welches das richtige Maß ist und was wir brauchen. Essen Sie abwechslungsreich, nehmen Sie sich Zeit beim Essen. Gehen Sie achtsam mit Ihren Vorlieben um und gönnen Sie sich Ausnahmen. (Und nur), wenn Sie Ihnen ausnahmslos gut tun. Dann aber ohne schlechtes Gewissen. Das richtige Maß und eine gesunde Mischung bestehen aus vernünftiger Regelmäßigkeit und unvernünftigen Ausnahmen. Diese Kombi ist ein guter Weg zu einer gesunderhaltenden Ernährung.

Ich wünsche Ihnen Alles Gute und einen guten Appetit!

Dr. Silke Lichtenstein

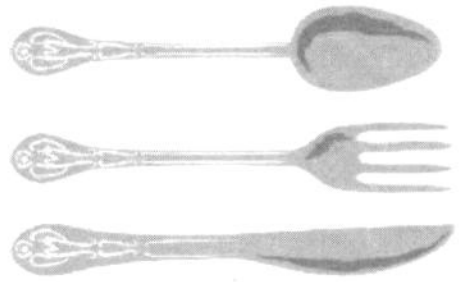

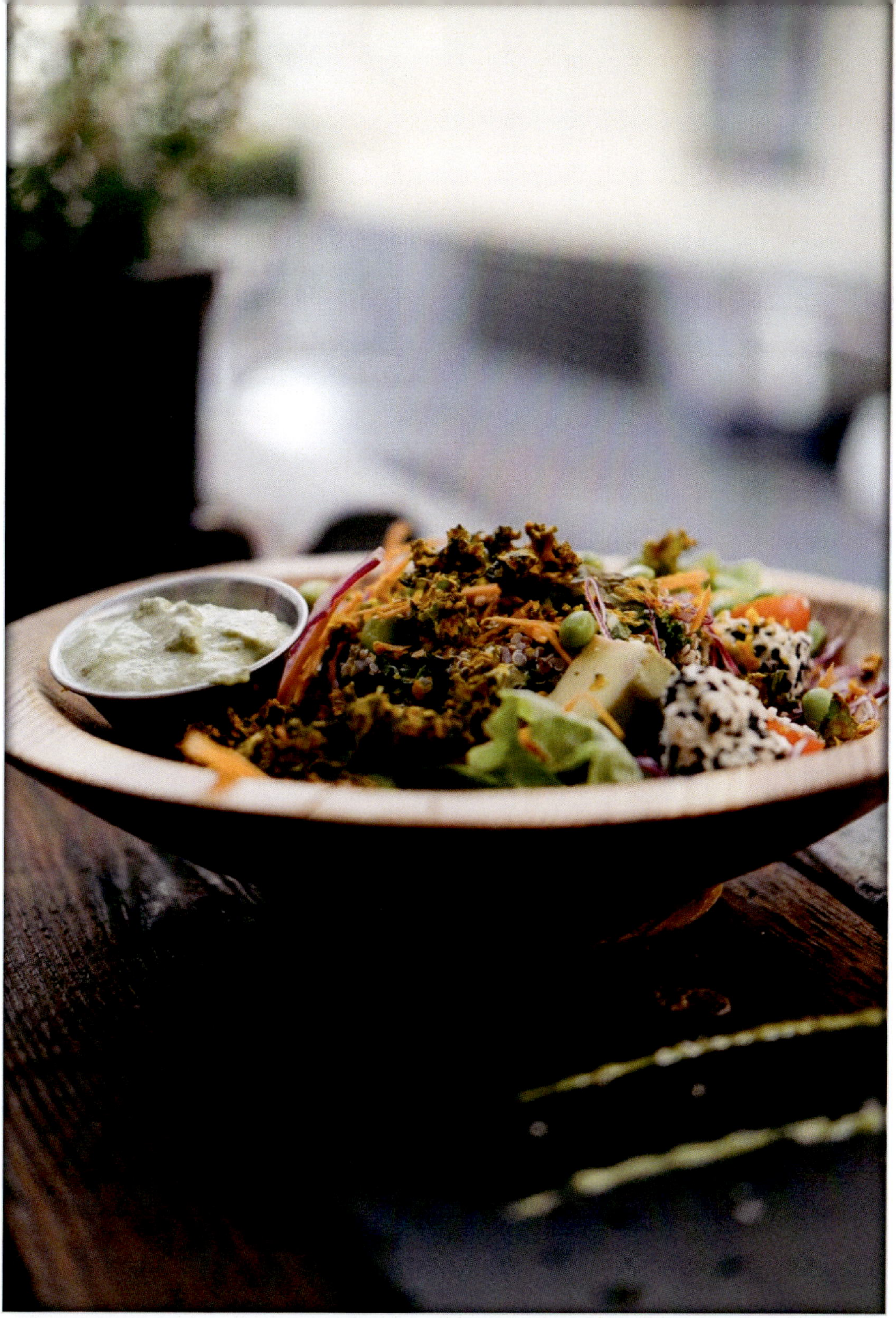

Achten Sie auf Vitamine und Nährstoffe, da der Bedarf bei MS-Betroffenen erhöht ist. Vor allem auf das Vitamin D!

Oft werde ich gefragt, welche Nährstoffe ich einnehme, und von welchen Herstellern. Dazu finden Sie Informationen auf meinem Blog!

Empfohlene Menge	für Gesunde / Tag	für MS-Erkrankte / Tag	Lebensmittel-Beispiele
Vitamin D	20 µg	20 µg → ausreichende Versorgung achten	Lachs, Hering, Aal, Thunfisch, Makrele, Gouda, Öle, Steinpilze, Champignons, Pfifferlinge
Vitamin C	100 mg	200 mg	Weißkohl, Rosenkohl, Fenchel, Hagebutte, Sanddornbeerensaft, Brokkoli, schwarze Johannisbeere, Paprika, Erdbeere, Apfel, Petersilie
Vitamin E	12-15 mg	100 mg	Weizenkeimöl, Distelöl, Olivenöl, Rapsöl, Erdnüsse,

			Mandeln, Haselnüsse
Vitamin A Beta-Carotin	0,8-1,1 mg 4,8-6,6 mg	2,5 mg 15 mg	Vitamin A: Leber, Edamer, Gouda, Lachs Beta-Karotin: Süßkartoffel, Mango, Aprikose, Karotten
Kupfer	1,0-1,5 mg	1,0-1,5 mg → auf ausreichende Versorgung achten	Kakao, Cashewkerne, Haselnüsse, Sardinen, Makrelen
Selen	30-70 µg	200µg ▶ während eines Schubs	Kokosnüsse, Stein-pilze, Paranüsse, alle Fische u. Meerestiere
Zink	7-10 mg	bis zu 30 mg	Edamer, Camembert, Haferflocken, Dinkel, Amaranth

Quelle: www.dge.de (Deutsche Gesellschaft für Ernährung)

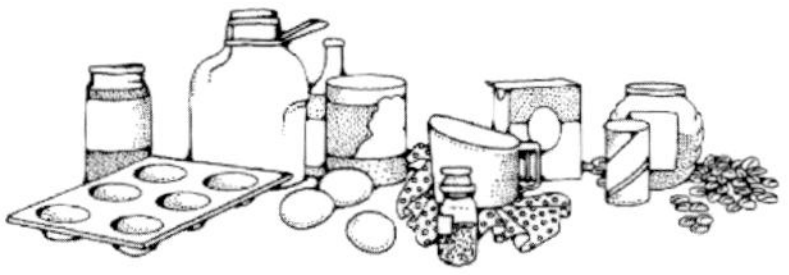

Eine Bowl als Meal Prep – Vorkochen neu entdeckt!

Meal Prep, kurz und knackig übersetzt, heißt "vorkochen". Und das schließt eine gesunde Ernährung nicht automatisch aus, sondern bedarf nur einer guten Planung, Vorbereitung und guten Verpackung für unterwegs.
Bestellen Sie sich eine Bowl, dann bekommen Sie statt einem Teller eine Schüssel, bei der Ihre Sinne beim ersten Mal sicher explodieren. So war es bei mir bei meinem ersten Besuch in einem veganen Restaurant. Für einen Single-Haushalt wie meinem sind Bowls und Meal Prep perfekt. Ich koche mir für zwei bis drei Tage vor und ergänze immer wieder meine Mahlzeit mit einer oder zwei neuen Zutaten. Außerdem können Sie ihr Meal Prep je nach Ihrer Ernährungsform für unterwegs, ins Büro oder in die Schule bequem mitnehmen und überall verzehren.

Das Auge isst mit

Sie richten Ihr Gericht nicht auf einem Teller an, sondern in einer Schüssel, einer Bowl. Verwendet werden frische und gekochte Zutaten, arrangiert und nicht vermischt. Sollten Sie eine Soße zum Marinieren für Ihr Essen zubereiten, dann reichen Sie diese in einem kleinen Schälchen dazu. Das Auge isst mit.
In einer Bowl können Sie frische und gekochte Beilagen, Gemüse, Pseudogetreide (Hirse und Quinoa), Kartoffeln (auch Süßkartoffel), Reis, Obst, Salate zusammenstellen. Es macht richtig Spaß seine eigenen Kreationen zusammenzustellen und zu kochen. Sie bieten in einer Bowl ein wahres Farbenspiel.

Meal Prep vorbereiten — das sollten Sie immer zu Hause haben

Vorkochen ist eine ideale Sache, um auch auf Reisen, im Büro, in der Schule, also unterwegs gut mit einer gesunden Ernährung ver-

sorgt zu sein! Spart Geld und weiß, dass man keine Zusatzstoffe und Zucker drin hat. Es gibt ein paar Zutaten, die sollten Sie immer zuhause haben. Ergänzen Sie die Liste bitte je nach Ihrer Ernährungs-form. Gerade an einem Sonntag kocht man oft etwas ausgiebiger und kann so Salat oder Gemüse für die Woche beiseitelegen. Hirse und Quinoa sind schnell und spielend leicht nebenher gekocht; ideal für das Meal Prep an Wochentagen, Kartoffeln und Reis ebenfalls.
Planen Sie Ihre Mahlzeiten, dann müssen Sie nicht jeden Tag einkaufen gehen. Obst und Gemüse halten sich problemlos viele Tage im Kühlschrank oder in der Küche bei Raumtemperatur.

Das habe ich immer zu Hause:

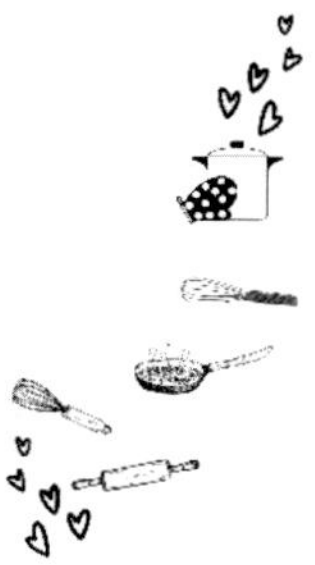

- Himbeeressig und roten/weißen Balsamessig
- Oliven-, MTC-, Walnuss-, Lein- und Rapsöl
- Gemüsebrühe
- Kokosöl nativ
- Tahin
- Senf (mein eigener Feigensenf von Seite 94)
- Hirse, Quinoa, Reis, Kartoffeln
- Gewürze: bunter und schwarzer Pfeffer, Meersalz, Paprika, Kurkuma, Curry, Chiliflocken, Kümmel, Muskat, Kardamom, Nelken, Lorbeerblätter, Wacholderbeeren und Zimt
- Kräuter: Petersilie und Schnittlauch eingefroren, Dill, Thymian, Oregano, Basilikum getrocknet und frisch im Sommer, Rosmarin
- ganze Mandeln, Pinienkerne, Sesam, Kürbiskerne
- Kichererbsen
- Hanfsamen, Leinsamen, Chiasamen
- Linsen (rot, grün, schwarz)

Starten Sie einfach mit der Planung am Wochenende und schreiben Sie Ihre Liste. Überlegen Sie, an welchen Tagen Sie mehr kochen möchten. Am nächsten Tag können Sie dann die Reste ver-

wenden mit Salat und Obst. In Ihrem Büro oder in der Schule gibt es sicher ein Mikrowellengerät zum Aufwärmen. Ansonsten nehmen Sie doch einen Salat mit; dazu Beilagen von der gekochten Mahlzeit, die auch kalt gegessen werden können.
Achten Sie auf eine ausgewogene Ernährung. Fisch und Fleisch können problemlos am nächsten Tag erwärmt oder kalt verzehren werden. Als Zwischenmahlzeit eignen sich Obst oder Smoothies (diese immer frisch am Morgen zubereiten). Achten Sie auf den Zuckergehalt! Geeignet sind ebenfalls ein Porridge oder Joghurt mit Chiasamen. Ihrer Fantasie sind keine Grenzen gesetzt.

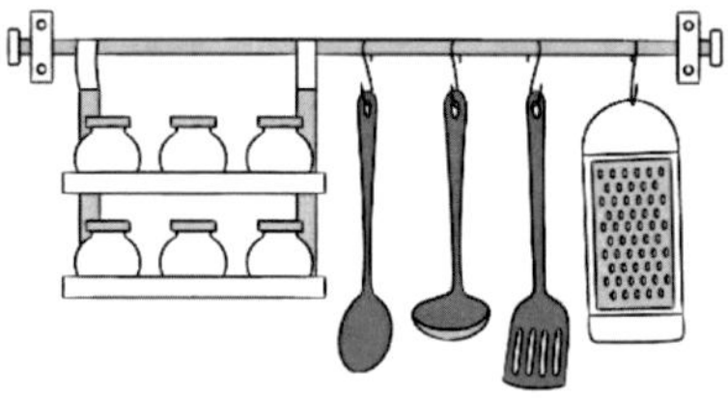

Brot bei Multiple Sklerose einfach gemacht!

Gluten

Gluten ist ein Klebereiweiss, das in den meisten Getreidesorten enthalten ist. Besonders hoch im Weizen. Es wird in der Industrie in den Brotsorten und Brötchen verwendet, so bleibt es schnittfähig und kompakt. Außerdem *belastet es den Darm, nicht nur bei Zöliakie, und kann zu gesundheitlichen Problemen führen wie:* Verstopfung, Blähungen, Sodbrennen, Kopfschmerzen, Gelenkchmerzen, Durchfall und Hautausschlägen. Viele MS-Betroffene berichten, dass ihre Symptome rückläufig sind, seit sie sich glutenfrei ernähren.

<u>Hier einige Lebensmittel in denen Gluten enthalten sind (meiden!):</u>

- Getreidesorten wie Weizen, Roggen, Gerste, Hafer, Dinkel, Grünkern, Kamut und Produkte daraus wie Mehl

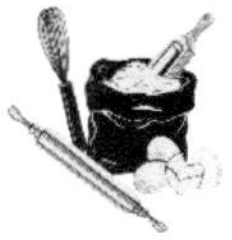

- Grieß, Stärke Getreideflocken, Müsli
- Teigwaren, Nudeln, Brot, Brötchen, Baguette, Fladenbrot
- Pizza, Kuchen, Torten, Blätterteigteilchen, Hefegebäck, Kekse

<u>Hier einige Lebensmittel in denen KEIN Gluten enthalten sind (darf gegessen werden!):</u>

- Reis, Wildreis, Mais, Hirse, Buchweizen, Amaranth, Quinoa und Produkte aus all diesen Getreiden, wie Mehl, Flocken
- Nüsse
- Ölsaaten wie Leinsamen, Sesam, Kürbiskerne, Sonnenblumenkerne
- Hülsenfrüchte
- Kartoffelstärke, Mais- und Reisstärke, Kastanienmehl/-flocken, Sojamehl, Teffmehl, Kichererbsenmehl, Kokosmehl, Hanfmehl, Lupinenmehl, Mandelmehl
- Pflanzenöle (außer Weizenkeimöl)

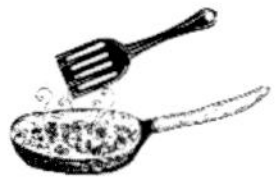

- Eier, Butter
- Kokosöl, Kokosblütenzucker, Kokosflocken
- Honig, Ahornsirup, Agavendicksaft, Reissirup, Apfeldicksaft
- reines Kakaopulver

► Jeder entscheidet selbst bei diesem Thema, doch Sie sind auf der sicheren Seite, wenn Sie ihr Essen selbst kochen und backen, statt auf glutenfreie Produkte zurück zu greifen.

Seit Sommer 2022 backe ich neben den Brotsorten aus diesem Kochbuch Sauerteigbrot. Gelernt habe ich das Herstellen von Sauerteig und das Backen in einer Mühle in der Nähe. Der größte Teil des Roggens ersetze ich durch glutenfreie Mehle. Mein Experiment ist noch nicht zu Ende!

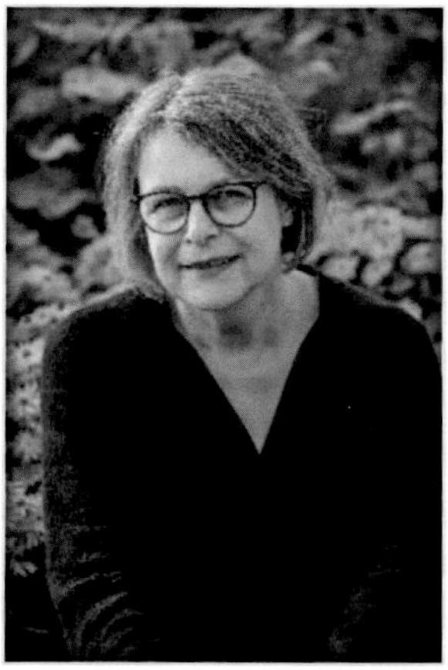

Über die Autorin

Caroline Régnard-Mayer, Bloggerin und Autorin, geboren 1965, von Beruf MTLA. Berentet seit 2005 durch ihre Erkrankung MS (Multiple Sklerose). Sie hat zwei Kinder und lebt in Landau in der Pfalz.

Die Autorin schreibt Ratgeber für andere Betroffene zur Ermutigung und Information, ebenso zur eigenen Krankheitsbewältigung. Bekannt in Fachkreisen wurde sie mit ihrem ersten Buch „Frauenpower trotz MS ... aus dem Leben gegriffen!". Das wichtigste Buch für die Autorin ist ihr Ratgeber "Wir haben MS und keiner sieht es!", unsichtbare Symptome bei Multiple Sklerose (MS) (Erstauflage 2015/111 Rezensionen). Ab 2023 als Neuauflage erhältlich im Kampenwand-Verlag. Alle Bücher leisten einen wichtigen Beitrag zur Stärkung und Information der Betroffenen und ihren Angehörigen. *In diesem Jahr erschienen zwei Kinderfachbücher.*
Der Blog der Autorin finden Sie unter:

www.frauenpowertrotzms.de

Ein Dankeschön...

An all diejenigen Menschen, die mich unterstützen, egal bei welchem Buchprojekt, die an mich glauben und die mich nicht ständig an mein „anders gesund sein“ erinnern.